1

Ingrid Schlieske

MERIDIANKLOPFEN
Zur Selbstheilung

RAUS mit der

ANGST

aus Ihrem
LEBEN

**Nur 3 Minuten am Tag können
A L L E S verändern!**

Über die Autorin

Ingrid Schlieske ist Autorin von inzwischen über 20 Ratgeberbüchern, die fast alle der gesunden Ernährung und natürlichen Heilmethoden gewidmet sind.

Die Meridian-Energie-Techniken, insbesondere das Merdianklopfen gehören zu den Behandlungsweisen, die auf der körperlichen, wie auf der seelischen Ebene wirken.
Die Autorin selbst wendet diese Methoden täglich an und staunt immer wieder neu über die gesundheitlichen Erfolge, die zu erzielen sind.

Ein Leben ohne Ängste, ohne Phobien, Süchte und innere Wunden, ohne Schuldgefühle und Sorgen – das ist auch ein Leben (fast) ohne Krankheit. Kummer, Wut, Eifersucht, Neid und Stress.

Aus solchem Stoff ist Frieden gemacht, nicht wahr? Verheiße ich also Wunder? Irgendwie JA! Mit Hilfe der Meridian-Energie-Techniken erleben Anwender solche „Wunder" überraschend oft.
Einfaches Beklopfen bestimmter Akupunkturpunkte auf den Meridianverläufen, vermag, oftmals innerhalb einer einzigen Sitzung, von genau den Lasten zu befreien, die vielleicht vorher ein ganzes Leben überschattet hatten.
Sogar bei Schmerzen und in der Behandlung von chronischen Krankheiten kann Meridianklopfen eine wertvolle Unterstützung sein.

Das Beste aber an solcher wertvollen Energiearbeit aber ist, das Jedermann sie erlernen und selbst ausführen kann. Und das ist ganz leicht: denn die Fingerspitzen hat man immer dabei und die Energiepunkte sind leicht aufzufinden.

Die Autorin wünscht es sich sehr, dass diese einfachen und genialen Meridian-Techniken selbstverständliche und tägliche Anwendung finden und dass körperliche und seelische Gesundheit tatsächlich zum „Volkssport" wird.

Bibliographische Information der
Deutschen Nationalbibliothek:
Die Deutsche Nationalbibliothek
Verzeichnet diese Publikation in
Der Deutschen Nationalbibliothek;
detaillierte bibliographische Daten
sind im Internet über
www.dnb.de abrufbar

© 2016 Ingrid Schlieske
Fotodarstellerin ist die Berliner Schauspielerin und Tangolehrerin Nora Jensen
Herstellung und Verlag: BoD - Books on Demand, Norderstedt
ISBN 978-3-8448-0018-0

Inhaltsverzeichnis   Seite

Inhaltsverzeichnis –Fortsetzung   **Seite**

Inhaltsverzeichnis – Fortsetzung   Seite

Vorwort

Liebe Leserin, lieber Leser, liebe energievolle Mitbürger,

mein Ratgeber-Buch ist tatsächlich ein **REZEPTBUCH** für Sie - zum Glücklichsein nämlich, zum gesund werden und zu bleiben und sich von allen den Ängsten zu befreien, die kein Mensch braucht. Mit Hilfe von *Meridian-Energie-Techniken* kann man sich auf einfache Weise selbst dabei helfen, den Schicksalsweg frei zu machen von störenden Blockaden, von Sorgen, Befürchtungen und vielfach auch von Schmerzen. Und dazu brauchen Sie nur Ihre Fingerspitzen und tatsächlich wenige Minuten pro Tag.

„Angst ist die Basis von jedem Problem"!

Damit sind die Probleme der seelischen, wie auch der körperlichen Gesundheit gemeint. Große und kleine Ängste sind die großen Spielverderber, die Lebensqualität in jeder Form zunichtemachen können.
Wer gänzlich frei, in Frieden, voller Freude und völlig unbelastet, Pläne und Projekte angehen kann, hat beste Aussichten auf glückhaftes Gelingen. Dabei kann es um seelische oder körperliche Gesundheit gehen, oder aber auch um ein gutes soziales Miteinander, um beruflichen Erfolg und materielle Sicherheit. Wir können wirklich und wahrhaftig weitgehend Schmiedin oder Schmied des eigenen Wohnbefindens sein. Dazu bedarf es eines nur geringen Einsatzes, denn seine Fingerspitzen hat man immer dabei. Uns stehen also wirksame (energetische) Instrumente zur Verfügung. Ich bin stolz darauf, Ihnen ihren Gebrauch vorstellen zu dürfen. Anwenden aber müssen Sie diese genialen Methoden selbst. Nein, Wundermittel verspreche ich Ihnen nicht. Und „einmal Klopfen – und gut!" funktioniert auch nur selten, Aber – die Natur hat uns gesund gedacht. Gesund an Körper, Geist und Seele. Nun liegt es an uns, diesen Schatz (wieder) freizulegen und zu behüten.
Ich wünsche Ihnen viel Erfolg mit dem Meridianklopfen und auch Freude dabei, Ihr wahres Ich neu zu entdecken, zu stärken und zu pflegen.
Herzlichst, Ihre Ingrid Schlieske

Das Merdianklopfen - Erläuterung

Die Ursachen für emotionale und auch körperliche Leiden sind in einer energetischen Blockade in den 12 Meridianen oder ihren Verbindungen, zu suchen

Die **Meridian-Energie-Therapien** ermöglichen das rasche Auflösen solcher Blockaden und somit von Ängsten, Traumata Phobien, oftmals schon innerhalb einer einzigen therapeutischen Sitzungen, oder bei einer engagierten und zuversichtlichen Selbstbehandlung. Geht man davon aus, dass jedes körperliche, seelische, berufliche, wirtschaftliche, partnerschaftliche, zwischenmenschliche Problem als Basis die Angst hat, wird verständlich, dass diese Therapien auf allen Ebenen des Lebens befreiend wirken können.

Wer die Angst aus dem betreffenden Problem nimmt, kann damit rechnen, dass dieses gesamte Problem an Bedeutung verliert und nicht mehr als Blockade wirken kann.

Wer die **Meridian-Energie-Therapien** regelmäßig anwendet, kann sich selbst befreien von unzähligen Blockaden, die aus Erinnerungen, Zurückweisungen, Schuldgefühlen, negativen Erlebnissen, aus Trauer und Ungerechtigkeiten herrühren.

Es wird möglich, Frieden einziehen zu lassen in das eigene Gemüt und in Harmonie mit sich und seiner Umwelt zu leben.

Das Anwendungsprinzip

Das Meridianklopfen ist leicht zu erlernen und kann auch von Laien ohne schädigende Nebenwirkungen sofort angewendet werden.

Meridianklopfen ist das Einwirken auf das Meridiansystem durch kurzes Beklopfen bestimmter Akupunkturpunkte nach einem jeweils vorgegebenen Schema. Dadurch können Blockaden, die den Energiefluss in den betreffenden Meridianen behindern, und dadurch Heilung **_ver-_**hindern oder **_be-_**hindern, aufgelöst werden.

Dies kann insbesondere mit Hilfe des *Meridianklopfens* (EFT, MET, Touch for health), und damit auch durch Anwendung des *Thymusklopfens* (Artikel in diesem Buch) oder *BSFF* (Artikel in diesem Buch) gelingen.

Das *Meridianklopfen* ist demnach als Behandlungsmethode zu betrachten, die ursächlich wirkt, weil sie praktisch „den Weg frei macht", damit die körpereigenen Heilkräfte, die Reparatursysteme, die Regenerationssysteme ungestört wirken können.

Man kann also vereinfacht sagen, dass die Meridian-Energie-Therapien als ein Entstörungssystem wirken.

Auf welche Weise wirkt das Meridianklopfen

Jedes Lebewesen unterliegt einem bestimmten energetischen Kontrollsystem- oder Management. Um dieses zu Veränderungen zu bewegen, resp. zu aktivieren, bedarf es oft nur eines winzigen Signals.

Genau diese Stimulanz erhalten Meridiane durch Beklopfen ganz bestimmter Akupunkturpunkte, begleitet von einer möglichst einfachen Ausformulierung des zu behandelndes Problems.

Die Vorbereitung für ein erfolgreiches Beklopfen, ist *die vollständige Anerkennung des Problems*.

Dem Leser, dem jahrelang ans Herz gelegt wurde, negative Formulierungen zu meiden und diese in positive Affirmationen zu verwandeln, mag es befremdlich erscheinen, dass ihm nun eine vermeintliche "Negativ-Aussage" abgenötigt wird, wie:

"Obwohl ich Angst vor dem Versagen habe, liebe und akzeptiere ich mich so, wie ich bin"!

Hier wird das Problem e r s t unmissverständlich benannt und s o g l e i c h relativiert und in Liebe zu sich selbst umgewandelt. **Das ist das Prinzip!**

Diese Liebe zu sich selbst ist die allerwichtigste Grundlage für ein Einverständnis mit sich selbst und somit dem ungestörten Wirken aller Heilenergien, die allen Organsystemen, allen Zellen zur Verfügung stehen.

Die Ablehnung des eigenen ICHs hingegen, wirkt wie eine Blockade, die das Strömen der Heilenergie behindert. Dies umso mehr, je negativer man zu sich selber steht. Hier kann das Meridianklopfen entstörend und einregulierend wirken und kann zielgerichtet bei Problemen, respektive Ängsten angewandt werden, wenn diese einfach, deutlich und unmissverständlich benannt werden.

Aber auch bei u n b e s t i m m t e n Ängsten, deren Ursachen nicht deutlich benannt werden können, die nicht offensichtlich sind, nicht sofort ausgemacht werden können, wirkt das Meridianklopfen.

Die Behandlung mit Meridianklopfen

Dafür ist es wichtig, auf einfache Weise das zu behandelnde Problem zu benennen. Damit wird dem Unterbewusstsein signalisiert, woran gerade gearbeitet werden soll.

Nach dem Ausformulieren des Problems wird diese Negativaussage relativiert, indem verdeutlicht wird, dass der/die Betroffene sich d e n n o c h vorbehaltlos annimmt und sich ohne Wenn und Aber selbst liebt und akzeptiert.

Mit einer solchen Formulierung dann kann eine heilende und ausgleichende Wirkung erzielt werden. Diese Formulierung wird mit „HEILENDE FORMULIERUNG" bezeichnet. Die Erfahrung hat gezeigt, dass viele Anwender (Patienten) erhebliche Probleme damit haben, deutlich zu sagen, dass sie sich selbst lieben. Die Selbstliebe aber ist die Grundvoraussetzung für eine ungestörte seelische und körperliche Heilung.

Die Aspekte sind der Schlüssel

Das Prinzip der Wirkung des Meridianklopfens ist ja leicht zu verstehen. Man benennt das Problem und b e g i n n t mit dem Beklopfen der Blockade, die als Ursache des Problems vermutete wird, um sie aufzulösen.

Nun zeigt ein Problem nur in den seltensten Fällen auf Anhieb sein wahres Gesicht. Vielmehr versteht es, sich zu maskieren und stört auf mannigfaltige Weise den energievollen, gesunden Ablauf in unserem Energiesystem. Aus diesem Grund muss ein Problem mit allen seinen Varianten an der Wurzel gepackt werden, um es gänzlich und nachhaltig aus dem Energiesystem zu entfernen.

Mit dem E r k e n n e n des Problems ist „nur der Deckel einer Schachtel geöffnet", danach muss der Inhalt der Schachtel sortiert werden, um sie aufräumen zu können.

Wenn ich Besucher meiner Seminare darum bat, die verschiedenen Aspekte eines Problems aufzulisten, sah ich oft in ratlose Gesichter. „Das Problem ist doch benannt…!"

Nun gilt es aber, alle Seiten zu beleuchten und *a l l e Empfindungen*, die damit zusammenhängen, zu formulieren. Dazu empfehle ich, auf einem Blatt Papier, unter der „Schlüsselformulierung" alle Gefühlsregungen, alle Ängste und Befürchtungen zu notieren, die einem bei dem Gedanken an das betreffende Problem einfallen.
Wer dann damit begonnen hat, tief in sich hineinzuhören, wird feststellen, dass derart viele unterschiedliche Ängste und Gefühle mit diesem Problem zusammenhängen dass man kaum ein Ende findet, wenn man sie alle benennen und behandeln will.
Ja – und damit fängt die eigentliche Arbeit an. Wer es ernst meint mit der gründlichen Aufräumarbeit im Gemüt, sollte sich jede einzelne Gemütsregung vornehmen und sie beklopfen. Ich kann versichern, dass sich solches gründliche Vorgehen nachhaltig lohnt.

Beispiel für das „Entwickeln" von einem Aspekt: *„Angst in geschlossenen Räumen"*
„Obwohl ich es hasse, in geschlossenen Räumen zu sein, liebe und akzeptiere….."
…..ich mich unwohl in geschlossenen Räumen fühle….
…..ich Angst habe, dass ich nicht herauskommen kann aus den Räumen….
…..ich ein Gefühl des Erstickens habe in geschlossenen Räumen…
…..ich mich bedrängt fühle in geschlossenen Räumen….
…..ich das Gefühl habe, fliehen zu müssen aus…"
Aspekte lassen sich unendlich weiterführen und helfen dabei, a l l e . Ursachen dieser Angst aufzudecken. Je mehr Punkte, desto gründlicher kann aufgelöst werden.

Ich habe es nicht verdient…

Dieser fatale Glaubenssatz hat sich bei fast jedem von uns, fest ins Gedächtnis eingeprägt und schaltet sich vor viele Situationen, in denen man Wohlergehen eigentlich genießen sollte. Besonders wir Frauen „ziehen sich diesen Schuh an" und haben Probleme damit, dieses Gefühl zu überwinden, diese „Bremse" zu lösen.

Ich möchte einmal kühn behaupten, dass sich die meisten unserer Empfindungen, in denen wir eigentlich Freude empfinden müssten, von diesem irrationalen Gefühl des Nicht-verdient-habens, behindert oder gedämpft sind. Dieser verinnerlichte Glaube ist eine *Fehlinterpretation unseres Unterbewusstseins*, entstanden durch Erziehung, Anschauung in der Familie, erfahrene Beurteilungen in der Kindheit, Schule, Ausbildung und Berufstätigkeit. Aber auch der Einfluss der sozialen Kontakte, denen wir ausgesetzt sind, schwächt oftmals zusätzlich das Bild, das wir von uns selbst haben.

In der therapeutischen Praxis, aber auch in der Selbsthilfe ist es also eines der wichtigsten Anliegen, diesen Glaubenssatz „ich habe es nicht verdient", zu entschärfen. Er zieht sich in der Regel wie ein blockierender roter Faden durch jede Bemühung, sich aus negativen Fesseln zu befreien.

Die Gewissheit Gesundheit und Wohlbefinden *auf allen Ebenen verdient zu haben*, ist genauso wichtig, wie die Liebe zu sich selbst, die ja Voraussetzung für Heil-sein ist.

In der Selbsthilfe kann das Thymusklopfen auf einfache Weise dafür genutzt werden, das Gefühl, a l l e s verdient zu haben, was ich will, gerne möchte und brauche, woran mir etwas liegt, zu manifestieren.

<u>MET</u> = **M**ach **E**s **T**äglich. Beispielformulierungen:

Ich verdiene es, eine strahlende Gesundheit zu haben
Ich verdiene es, geliebt zu werden
Ich verdiene es, tatkräftig und voller Energien zu sein
Ich verdiene es, ein harmonisches Familienleben zu führen
Ich verdiene es, über zuverlässige Freundschaften zu verfügen.
Ich verdiene es, sorglos leben zu können
Ich verdiene es, erfolgreich im Beruf zu sein – und vieles andere mehr

Meridianklopfen im Alltag

Es ist naheliegend, neben ernsthaften Schmerzen, auch andere, sehr alltägliche Befindlichkeiten, zu beklopfen. Dazu gehören auch Erkältungen, sogar Grippe. Auch dafür gibt es einen *leichteren Zugang über die Gefühlsebene*. Ich habe unzählige Male die Bestätigung für die positive Wirkung direkt innerhalb meiner Seminare erlebt. Ich habe die Teilnehmer dafür dann gezielt gefragt, ob jemand gerade ein gesundheitliches Problem hätte, das wir alle gemeinsam beklopften könnten. Es versteht sich, dass auf solche öffentliche Weise keine schweren oder chronischen Krankheiten gemeint sind. Seminarteilnehmer aber können zu ihrem Erstaunen, praktisch sofort, zur Kenntnis nehmen, dass Leute, die mit einer dicken Grippe, verschnupft und verquollen angereist waren, am nächsten Tag wirklich wieder „unter den Lebenden" waren. Betroffene erfahren oft schnelle Erleichterung ihrer Situation, wenn die *Empfindungen als Brücke* zum Unterbewusstsein genutzt werden und genau benannt werden. **Beispiele**:

Obwohl ich gerade so eine *heftige Grippe* habe, liebe….
Obwohl es mich *nervt*, diese Grippebeschwerden zu haben
Obwohl ich es *hasse*, dass mir ständig die Nase läuft
Obwohl es *mich stört*, dass ich immerzu huste
Obwohl ich es *schrecklich finde*, ein so verquollenes Gesicht zu haben
Obwohl ich ganz *sauer darüber* bin, dass ich mich so schwach fühle
Obwohl ich *darunter leide*, dass ich nicht voll leistungsfähig bin
Obwohl ich *mich schäme*, dass mir ständig die Augen tränen
Obwohl ich mich *davor grause*, schon wieder beruflich auszufallen
Obwohl ich es *ekelhaft finde*, dass ich pausenlos niesen und schnauben muss
Obwohl meine *Bronchien schmerzen*, wenn ich eine Hustenanfall habe
Obwohl ich *mich schäme*, dass ich so schwach bin
Obwohl mich von der Grippe sehr *gequält fühle*

Sie sehen schon, es geht beim Beklopfen weniger um das Befinden selbst, als um die *Gefühle, die Sie dabei haben*. Nachdem Sie alle negativen Aspekte, die Ihnen in den Sinn kommen formuliert haben, ist es angebracht, mit Hilfe von Affirmationen *das Ziel mit allen Aspekten* zu benennen. Dafür kann das Thymusklopfen angewandt werden.

Die Rituale des Behandlungsvorganges:

Ich stelle nachfolgende verschiedene Meridian-Energie-Behandlungsmethoden vor. Dazu gebe ich Beispiele für unterschiedliche Behandlungsabläufe vor, die, zum besseren Verständnis, mit Fotos oder Grafiken dokumentiert sind:

Das <u>therapeutische</u> Meridianklopfen, auch für die Selbsthilfe

Die <u>Kurzform</u> des Meridianklopfens, das sich für therapeutische Anwendung u n d für Selbsthilfe eignet

Das <u>Mini-Klopfen,</u> wird für gezielte Selbsthilfe auf den einzelnen Organ-Meridianen empfohlen

Der <u>Mittelstrom</u> zum Anheben des Energielevels

<u>Thymusklopfen</u> um dem Unterbewusstsein die jeweilig gewünschten Affirmationen einzuprägen, auch als Abschluss einer Sitzung

<u>BSFF</u> um das Unterbewusstsein als Assistenten für die gesundheitlichen und die alltäglichen Ziele zu nutzen

<u>REM-Technik</u> zur Vernetzung der rechten und linken Gehirnhälften zur Konzentrationssteigerung, Lernfähigkeit, zum Auflösen von Tagesproblematik

bViele Wege führen nach Rom. Je nach dem gewählten Ziel und dem zur Verfügung stehenden Zeitrahmen, können die unterschiedlichen Energie-Methoden ihren Einsatz finden.

<u>Jede für sich ist wirkungsvoll. Anwender finden schnell heraus, welches der „Instrumente" ihnen für den jeweiligen Moment, oder das anstehende Problem, gerade wohltut.</u>

MERIDIANKLOPFEN

in der

Therapeutischen Praxis

Dieser Ablauf empfiehlt sich auch dann, wenn sich Selbstanwender gegenseitig beklopfen oder wenn einer anderen Person Hilfe geleistet werden soll.

Das Meridianklopfen in der therapeutischen Praxis

Ein solcher Ablauf ist in der vorgestellten Form nicht unbedingt bindend und kann von jedem Therapeuten nach eigenen Erfahrungen ausgestaltet werden.

Die bezeichneten Klopfpunkte entsprechen folgenden Meridianen:

Kurzform	Energiepunkt zu beklopfen	Entsprechender Meridian
TH	Thymusdrüse	Auf Brustbein, oberes Drittel
HP	Heilender Punkt	Neurolymphatischer Reflexpunkt
AB	Augenbrauen-Punkt	Blasen-Meridian
AW	Augenwinkel-Punkt	Gallen-Meridian
UA	Unter-Augen-Punkt	Magen-Meridian
UN	Unter-Nasen-Punkt	Gouverneursgefäß (Mittel-Merid.
UL	Unter-Lippen-Punkt	Konzeptionsgefäß (Mittel-Merid.)
SB	Schlüsselbeinpunkte	Nieren-Meridian
UA	Unter-Achselhöhlen-Punkt	Milz-Pankreas-Meridian
UB	Unter-Brust-Punkt	Leber-Meridian
DN	Daumen-Nagelpunkt	Lungenmeridian
ZF	Zeigefingerpunkt	Dickdarmmeridian
MF	Mittelfingerkuppe	Kreisläufe, Sexus
KF	Kleiner-Finger-Punkt	Herzmeridian
HK	Handkantenpunkt	Dünndarmmeridian
HR	Dreifacher Erwärmer	Sammelmeridian

Die Vorschläge für **Behandlungsabläufe** sind auf der Seite 19 beginnen, chronologisch erläutert.

Jede Behandlung sollte mit dem **Hochklopfen** des angestrebten Zieles beendet werden, Dafür empfehle ich das *Thymusklopfen*.

Ein hilfreicher Hinweis ist, dass in einer therapeutischen Sitzung mit Klienten oder mit einer anderen Person, nach jedem Behandlungssegment, das erzielte **Stressempfinden** abgefragt wird. Die **Skalenmesswert-Tabelle** ist auf der Seite 22 zu finden.

Meridianklopfen – die Behandlungsschritte

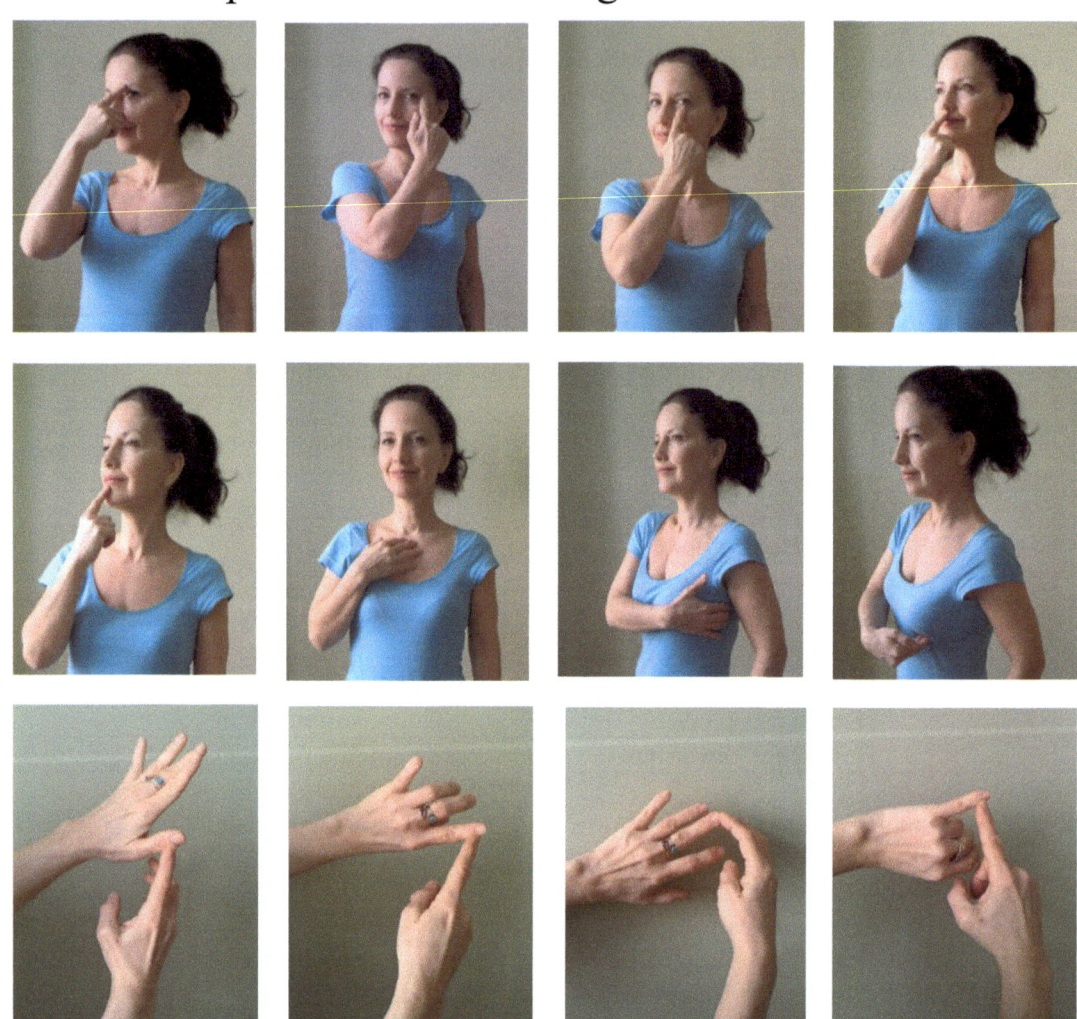

Klopfpunkte – Zentrale Punkte

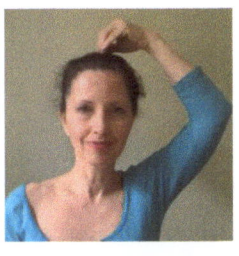

Der SCHEITELPUNKT
Dieser Punkt soll, nach der Shakrenlehre nicht beklopft werden. Er steht für Sammlung, für das In-sich-gehen und wird lediglich g e h a l t e n . Dieser Punkt unterstützt der Konzentration und ist bei der Verbindung mit dem HÖHEREN SELBST behilflich.

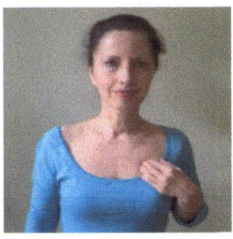

Der HEILENDE PUNKT
Dieser Neurolymphatische Reflexpunkt wird mit zwei Fingerspitzen um den Punkt herum mit leichtem Druck (massierend) unter Murmeln des Anliegens gerieben und leitet die Klopf-Segmente ein: *Obwohl ich ....* Damit wird die Verbindung zum Beklopfen hergestellt.

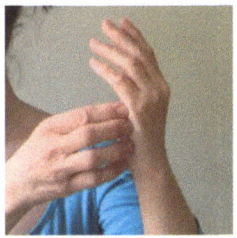

Der HANDKANTENPUNKT
Hierfür wird die Handkante mit der gesamten Fingerreihe beklopft. Diese Klopfregion erfüllt eine ähnliche Funktion wie der HEILENDE PUNKT. Die *Klopf-Kurzversion* beginnt mit diesem Klopfen und endet auch damit. Hier werden Aspekte bearbeitet.

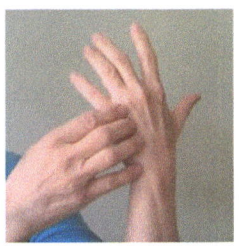

Der 3-FACHE ERWÄRMER
Ihm werden Schutzmechanismen für die Gesundheit zugesprochen. Er ist mit dem Zwerchfell und der Schilddrüse verbunden und hilft dabei, die Energie zu regulieren. Der Erwärmer schließt eine Klopfsitzung ab und bestätigt unsere (beklopften) Anliegen.

A. Vorbereitungsphase

Zunächst soll eine kleine Phase der Gedankenleere soll erreicht werden. Dafür eignen sich tiefe Atemzüge: Setzen Sie sich entspannt hin, legen dabei eine Hand auf die Thymusregion, richten Ihre Aufmerksamkeit ganz auf das sorgsame und vollständige Einatmen der Atemluft durch die Nase und begleiten gedanklich auch das möglichst langsame Ausatmen durch den Mund, bis sich kein bisschen Atemluft mehr in der Lunge befindet. Legen Sie nun eine „Atempause" (einige Sekunden) ein und wiederholen Sie den Vorgang noch zwei Male (oder öfter). Dabei versuchen Sie, an rein gar nichts zu denken.

B. Der heilende Punkt

Formulieren Sie nun das Problem, wie beispielsweise: *„obwohl ich immer diese Versagensangst habe, liebe und akzeptiere ich mich so, wie ich bin."*. Diese heilende Formulierung wird vor der eigentlichen Behandlung, dem Klopfen, angewandt, und während einer sanften Kreismassage am **Heilenden Punkt** , dem lymphatischen Reflexpunkt **HP** drei Mal wiederholt während intensiv an das Problem gedacht wird.

C. Die Klopfpunkte

Die *Haupt-Klopfpunkte* werden nun in einer angegebenen Reihenfolge jeweils sechs bis acht Mal beklopft. Dabei wird eine Kurzform der Heilenden Formulierung ständig wiederholt, wie: *"Meine Angst zu versagen, meine Angst ..."*

Bestätigung des Klopf-Zieles

Am Schluss wird die *Handrückenzone* laufend beklopft und währenddessen die Augen je 3 Mal erst mit dem Uhrzeigersinn und dann gegen den Uhrzeigersinn gerollt: *Obwohl ich diese Angst habe, zu versagen, wähle ich es, erfolgreich zu sein!*

Ein solches ganzes Behandlungssegment dauert nicht länger als etwa 3 Minuten.
Wichtig für den angestrebten Erfolg ist, dass verschiedene Aspekte eines Problems *einzeln herausgearbeitet und behandelt* werden.

Affirmationen mit Thymusklopfen können eine Sitzung beschließen, oder als Hausaufgaben (zwischen den Sitzungen) gegeben werden.

Beispielformulierungen bei _Angst vor Prüfung_:

"Obwohl ich diese Angst vor dem Versagen bei der Prüfung habe, liebe und akzeptiere ich mich so, wie ich bin" – *Diese Angst, bei der Prüfung zu versagen (ganzer Durchgang) – dann: „ich wähle es, die Prüfung zu bestehen!"*

"Obwohl ich Angst habe, dass ich bei der Prüfung den Text vergessen habe, liebe und akzeptiere ich mich so, wie ich bin" – *Diese Angst, bei der Prüfung den Text zu vergessen (ganzer Durchgang) – dann: „ich wähle es, den Text gut wiedergeben zu können!"*

"Obwohl ich Angst habe, dass ich die Prüfung wiederholen muss, liebe und akzeptiere ich mich so, wie ich bin" – *Diese Angst, die Prüfung wiederholen zu müssen (ganzer Durchgang) – dann: „ich wähle es, schon im ersten Anlauf, die Prüfung zu bestehen!"*

"Obwohl ich befürchte, ohne Abschluss keine Arbeitsstelle zu erhalten, liebe und akzeptiere ich mich so, wie ich bin"- diese Angst, ohne Abschluss keine Arbeitsstelle zu erhalten (ganzer Durchgang) – dann: „ich wähle es, bald eine gute Arbeitsstelle zu erhalten!"

„Obwohl ich Angst vor der Beurteilung durch andere Menschen habe, liebe und akzeptiere ich mich so, wie ich bin" – *diese Angst vor Beurteilung durch andere Menschen (ganzer Durchgang) - dann: „ich wähle es, mich von anderen Menschen begutachten zu lassen!"*

Nach jedem Behandlungssegment wird der/die Behandelte nach seinem veränderten Angstempfinden befragt. Die Befindlichkeit nach jeder Behandlung entscheidet darüber, ob nach weiteren Aspekten gesucht werden muss.

Klienten selbst "führen" die Therapeutin, den Therapeuten, indem sie über die aktuellen Gefühle nach jeder Sitzung Auskunft geben und damit neue Aspekte benennen kann.

Zu Beginn einer Sitzung kommt es oft zu Unsicherheit, was nun vordringlich beklopft werden sollte. Darüber muss man sich keine Gedanken machen. Es ist völlig gleichgültig, wo man beginnt. Ratsam ist es, eine Behandlungssitzung mit dem vordergründigen Thema zu beginnen. Aber die Behandlung entwickelt sich in der Regel dann ganz von selbst in die angestrebte Richtung.

Oftmals kann der Behandlungserfolg bereits nach einer einzigen Sitzung benannt, respektive bewertet werden. Dem zugrunde liegen Skalen-Messwerte, die recht genau die jeweilige Befindlichkeit wiedergeben.

Sind weitere Sitzungen erforderlich, ergeben sich zumeist auch weitere, zunächst verborgene Aspekte, die sich im Verlauf der Behandlung offenbaren. Es lohnt sich, die Klienten aufzufordern, alle Gefühle, die sie beim Klopfvorgang haben, wahrzunehmen und die sich daraus ergebenden Aspekte zu behandeln.

Klientin/Klient ordnet das jeweilige Stressempfinden bei 10 bis 0 ein:
10 = hohes, 0 = überwundenes Stressempfinden.

Einschätzung wird *vor und nach* jeder Sitzung abgefragt. Bei Selbstanwendung genügt etwaiges, für sich selbst eingeschätztes Empfinden.

10	Extrem hohes Stressempfinden
9	Leicht gemindertes Stressempfinden
8	Spürbar gemindertes Stressempfinden
7	Stressempfinden wird noch deutlich, jedoch nicht mehr bedrohlich empfunden
6	Deutlich gemäßigtes Stressempfinden
5	Mittleres Stressempfinden
4	Stressempfinden vorhanden, jedoch stark gemindert
3	Relativ leichtes Stressempfinden. Unangenehm, doch nur noch wenig beeinträchtigend
2	Leichtes Stressempfinden, von nur noch geringer Bedeutung
1	Kaum noch Stressempfindung, die nur noch gelegentlich etwas spürbar wird
0	Keine Stressempfindung mehr

MERIDIANKLOPFEN

Kurzversion für die

Selbsthilfe

Die Kurzform des Meridianklopfens

Diese vereinfachte Behandlungsweise eignet sich sowohl für die therapeutische Behandlung, als auch für die Selbsthilfe.

Viele Therapeuten haben sich für diese verkürzte Anwendungsweise entschieden. Ihre Erfahrungen scheinen zu bestätigen, dass der Behandlungserfolg auch mit dieser einfachen Behandlungs-Version bemerkenswert sein kann.
Für die Selbsthilfe kann auf die Rituale für das Einstimmen auf die Behandlung verzichtet werden. Auch muss es nicht zu der formellen Stress-Einschätzung nach den *Skalen-Meßwerten* kommen.
Auf diese Weise ist es möglich, mal eben, auch zwischen „Tür und Angel" jedwedes Anliegen, das zu einer Mißempfindung führte, zu beklopfen. Wenn ein wenig mehr Zeit dafür übrig ist, können alle Aspekte dazugenommen werden, die einem einfallen. Aber auch, wenn nur drei oder viel Aspekte genannt werden, kann ein Problem nach dem anderen, mit jedem Behandlungssegment, die negative Bedeutung verlieren.

Beispiel:
Beklopfen der Handkante mit Benennen des Problems *obwohl…*
Beklopfen nacheinander aller Kurzklopfpunkte:
> Augenbraue
> Augenwinkel
> Unter dem Auge
> Unter der Nase
> Unter der Lippe
> Schlüsselbeinpunkt
> Unter dem Arm (Blusennaht, mit Fingerreihe)
> Unter der Brust (mit Fingerreihe)
> Handgelenksfalte (mit Fingerreihe)
> Dreifacher Erwärmer (mit Fingerreihe)
> Handkante unter Aufzählung aller Aspekte nacheinander

Beim Beklopfen der HK wird das gesamte Arsenal von Aspekten aufgerollt.

MERIDIANKLOPFEN - Kurzform

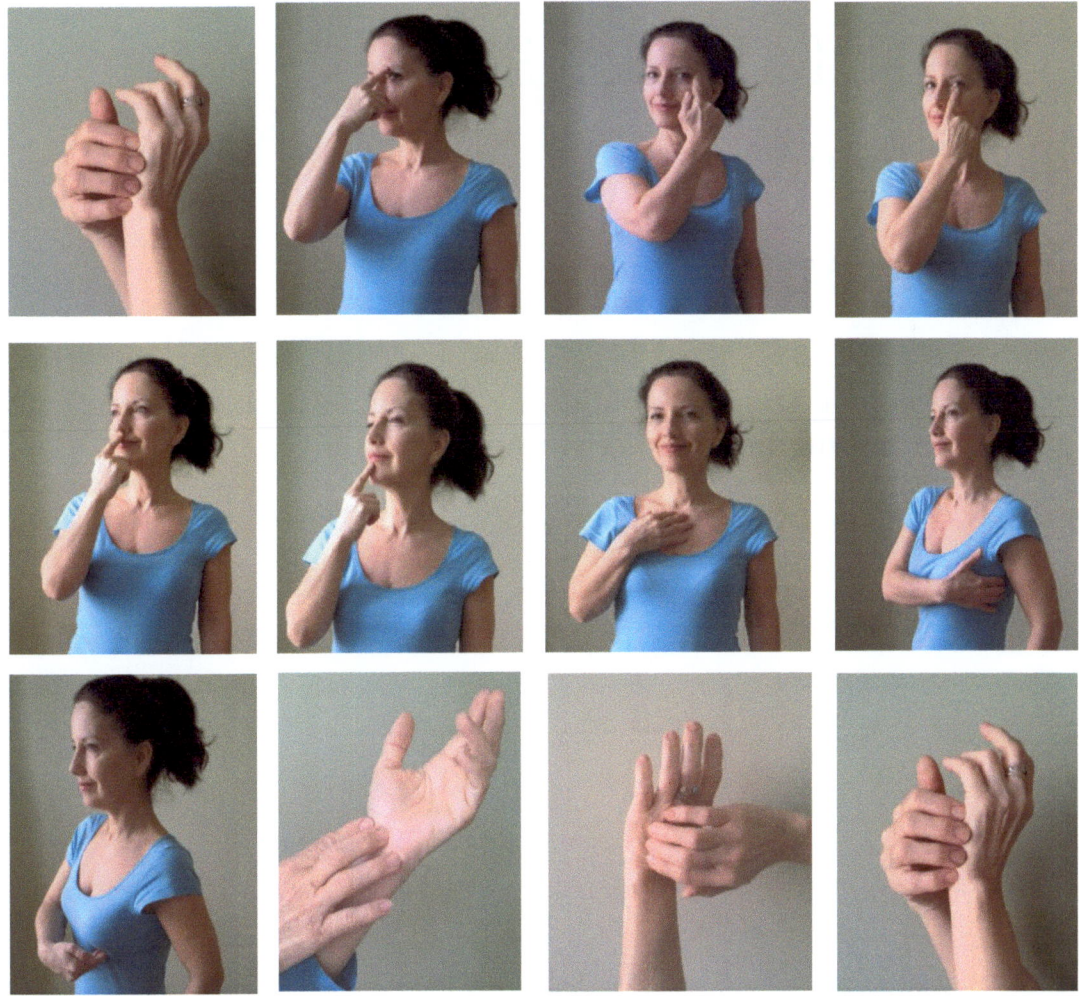

MERIDIANKLOPFEN

das zielgerichtete

Miniklopfen

Für die schnelle Organ-Behandlung zwischendurch oder auch als Daueranwendung mit Kur-Wirkung

Das Zielorgan-Klopfen

Dr. Fred P. Gallo (Psychologe, USA) entwickelte in den neunziger Jahren einen für klinische Psychologen verständlichen Behandlungsansatz zur Diagnose und Behandlung von psychischen Problemen. Er vertritt in seinen Veröffentlichungen auch Kurzformen, die direkt den Meridian behandeln, der ursächlich mit der aktuellen Erkrankung in Zusammenhang steht. Besonders für die Schmerzbehandlung lassen sich die Kurzklopf-Segmente oder das Zielorgan-Klopfen oft erfolgreich einsetzen.

Handkante   zu beklopfende Zone zur Nennung des Problems: *Obwohl ich diese Schmerzen/Beschwerden habe, liebe…*

Meridian-Anfang oder Ende beklopfen, <u>der dem Organ entspricht</u>, das mit der Krankheit in Zusammenhang steht

Zielorgane – Kurzerläuterung der Bedeutung der Organströme auf der Folgeseite

Augenbraue	Blase
Augenwinkel	Galle
Unter Auge	Magen
Unter Nase	Gouverneursgefäß (Mittelmeridian)
Unter Lippe	Konzeptionsgefäß (Mittelmeridian)
Schlüsselbein	Niere
Unter Arm	Milz/Pankreas
Unter Brust	Leber
Daumennagel	Lunge
Zeigefingernagel	Dickdarm
Mittelfinger	Kreislauf, Sexus
Kleiner Finger	Herz
Handkante	Dünndarm

Das Zielorganklopfen empfiehlt sich besonders dafür, das ausgewählte Organ zu stärken und dessen Funktionen zu unterstützen. Da man nur wenige Sekunden für ein Segment aufwendet, eignet es sich hervorragend für eine tägliche Kur-zur Regeneration.

Kurzerläuterung der Organfunktionen in der Meridiankunde

Herz-Meridian – Wirkt regulierend, beruhigend, lenkt das Immunsystem, hilft Wunden und Knochenbrüche heilen, wirkt bei Ängsten, Unruhe, Einsamkeit

Herzbeutel -Meridian – bei Beklemmungsgefühlen, Husten mit viel Schleim, Kopf- und Gliederschmerzen, Schulter- und Oberarm, Herzschmerzen, Gleichgewichtsstörungen –

Dünndarm-Meridian - bei degenerativen Erkrankungen, Oberbauchbeschwerden, Blähungen, Durchfall, Überanstrengung, stärkt Selbstheilkräfte

Blasen-Meridian – vielseitiger Meridian, regelt Ausleitung von Giftstoffen, bei Stuhlinkontinenz, brüchigen Knochen, Stauungen, Rückenschmerzen, Selbstablehnung

Nieren-Meridian – Kühlung aller Körpersysteme, Wasserverteilung reguliert, Energie produziert, Wachstum und Entwicklung gesteuert. Stärkt Ohren, Haut und Knochen.

Drei-Erwärmer-Meridian – Ursprung der Bau- und Wehrenergie, entspannt Bewegungsapparat, bei Tinnitus und Halsenge, bei Beklemmungen, blockiertes Denken.

Gallen-Meridian – bei allgemeiner Schwäche, Ohrensausen, Schwindel, Sehstörungen, schwachen Muskeln, Neurodermitis, Cholerik, Unkonzentriertheit, Misstrauen.

Leber-Meridian – Neuralgische Schmerzen, Schwindel, blockierte Motorik, Hautprobleme, Schwäche der unteren Extremitäten, Genitalprobleme, Schlaflosigkeit

Lungen-Meridian – Aufnahme der Energie von außen, Bauenergie, Verteilen der Körperkräfte, bei Allergien, Atemprobleme, Husten, Schnupfen, Armprobleme

Dickdarm-Meridian – Gelenkprobleme, Arthritis, Neurodermitis, Zahnschmerzen, Darmprobleme, Halsstarrigkeit, Unzufriedenheit, krampfhaftes Festhalten

Magen-Meridian – Ordnungsstrom, stabilisiert Strukturen, bei Magenschmerzen, Störungen der Motorik, Kraftlosigkeit, Nervosität, Zahn- und Augenbeschwerden.

Milz-Pankreas-Meridian – Unterstützt Herz und Bindegewebe, die Entgiftung und das Immunsystem. Bei chronischer Müdigkeit, Allergien, Hautproblemen, Trigeminus.

Konzeptionsgefäß – Energieaufnehmende Leitbahn, Reservoir der Bauenergie, Beug zu Fortpflanzungsorganen von Mann und Frau, bei Kraftlosigkeit und Nervosität, Übelkeit.

Gouverneursgefäß – Lenkergefäß steht für Steuerung und Koordination des Meridiansystems, für starkes Herz, starken Rücken, bei Erkältungen, Augenprobleme

Beispiele für Miniklopfen

Sie beginnen immer mit dem Beklopfen der *Handkante* und benennen das Problem. Wählen sie nun einen *Organmeridian*, der mit dem Beschwerdebild in Zusammenhang stehen könnte, wie beispielsweise bei Husten der Lungenmeridian, bei Immunsystem der Milzmeridian, bei Magenschmerzen der Magenmeridian, bei Erkältungen, der Blasenmeridian und der Nierenmeridian, bei Herzbeschwerden der Herzmeridian und so weiter. Es können für eine Befindlichkeit mehrere Meridiane beklopft werden, Danach beklopfen Sie auf der *Handkante* alle Aspekte, die Sie mit emotionaler Erregung verbinden

Beispiel Magenschmerzen
Schritt 1   Handkante: obwohl ich diese Magenschmerzen habe, liebe und akzeptiere ich mich so, wie ich bin
Schritt 2   UA = Unter-Auge-Punkt = *Magenmeridian*; diese Magenschmerzen
Schritt 3   Handkante; Obwohl ich immer diese Magenschmerzen habe, liebe....., Obwohl diese Magenschmerzen mich *quälen*, *nerven*, **ärgern**, mir *lästig* sind, mich *ängstigen*, mich *sauer machen*, ich sie *hasse*, sie mir den *Tag verderben*, mich von allem *abhalten*, was ich gerne unternehmen möchte.......

Arbeiten Sie immer alle Aspekte ab, die Ihnen in diesem Zusammenhang einfallen

Beispiel Energielosigkeit
Schritt 1   Handkante: obwohl ich mich immer so müde fühle, liebe....
Schritt 2   SP = Schlüsselbeinpunkt = *Nierenmeridian*: diese ewige Müdigkeit...
Schritt 3   Obwohl diese Müdigkeit mich *stört, quält, ärgert*, *sauer* macht...

Beispiel Allergie
Schritt 1   Handkante: obwohl ich gegen XXX allergisch bin, liebe ....
Schritt 2   DP = Daumennagel. = *Lungenmeridian*: diese allergische Reaktion
Schritt 3   Obwohl diese allergische Reaktion mich so sehr *stört, quält, ärgert*....

MERIDIANKLOPFEN
Anwendung und
Problemlösungen

Anwendung von Meridianklopfen bei folgenden Problemen:

- Angst davor, etwas falsch zu machen
- Angst davor, betrogen zu werden
- Angst davor, etwas nicht zu schaffen
- Angst davor, nicht anerkannt zu werden
- Angst davor, nicht zu genügen
- Angst davor, Schwäche zu zeigen
- Angst davor, sich zu behaupten
- Angst in engen Räumen
- Angst vor dem Chef/Vorgesetzten
- Angst vor dem Leben
- Angst vor dem Verlassen werden
- Angst vor dem Versagen
- Angst vor dem Zahnarzt
- Angst vor den Kollegen
- Angst vor der Autorität
- Angst vor Diskussion
- Angst vor Einsamkeit
- Angst vor Konfrontation
- Angst vor Lehrern
- Angst vor Menschenmengen
- Angst vor Mobbing
- Angst vor Operationen
- Angst vor Prüfungen
- Angst vor Reden in der Öffentlichkeit
- Angst vor Spinnen (oder anderen Tieren)
- Angst vor Spritzen
- Angst vor Steuerprüfung
- Angst vor Wasser
- Angst vor Zurückweisung
- Angst , sich positiv zu bewerten

- bei Aggressionen
- bei Aufmerksamkeitsstörungen
- bei dem Gefühl, ungerecht behandelt worden zu sein
- bei dem Gefühl, verletzt worden zu sein
- bei Eifersucht
- bei Flugangst
- bei Hass
- bei Höhenangst
- bei Lampenfieber
- bei Lernschwierigkeiten
- bei Liebeskummer
- bei Neidgefühlen
- bei Ohnmacht zuständen in bestimmten Situationen
- bei Schuldgefühlen
- bei Trauer
- bei wenig Selbstwertgefühl
- bei Wut
- Angst vor Krankheiten
- Angst davor, die Krankheit nicht besiegen zu können
- bei Allergien
- bei chronischen Krankheiten
- bei motorischen Störungen
- bei Schlaflosigkeit
- bei Schmerzen
- bei Überaktivität
- besonders bei beginnender Krankheit wie Grippe
- nach einem Unfall
- Angst vor der Zukunft
- Angst vor Arbeitslosigkeit
- Angst vor Armut
- Angst vor dem Alter
- bei beruflichem Versagen

- bei der Kindererziehung
- bei Enttäuschung
- bei Erfolgslosigkeit
- bei Resignation
- bei Partnerschaftsproblemen
- bei Schwierigkeiten mit Kindern
- bei Schwierigkeiten mit Geschäftspartnern
- bei Schwierigkeiten mit Vorgesetzten
- ... und anderen

Aber auch bei unbestimmten Ängsten, deren Ursachen nicht auszumachen sind, wirkt das Meridianklopfen. Beispiel:

Obwohl ich die den Grund für meine Ängste nicht benennen kann, liebe und akzeptiere ich mich so, wie ich bin – *dieser Grund für meine Ängste, die ich nicht benennen kann*
Obwohl diese unbestimmte Angst mein Leben beeinträchtigt…
Obwohl diese unbestimmte Angst meinen Alltag überschattet…
Obwohl ich mich durch diese unbestimmte Angst sehr geschwächt fühle…
Fortsetzung mit a l l e n Gefühlsregungen, die im Zusammenhang mit der unbestimmten Angst in den Sinn kommen.

Chronische Krankheiten und/oder Schmerz

Auch bei körperlichen Leiden kann Meridianklopfen hilfreich sein. Dabei versteht es sich, die Meridian-Energie-Therapien *nicht als Heilmittel statt eines Medikamentes ,* zu betrachten.

Jedoch können sie dabei helfen, aus dem Krankengeschehen die Angst zu nehmen. Angst ist ja eine heftige Blockade, die Heilung ver- oder be-hindern kann.

In der Krebstherapie beispielsweise ist es vielfach bewiesen, dass bei Kranken, die neben einer Therapie mit Medikamenten und Strahlen, auch psychotherapeutisch betreut werden, sich die Heilungschancen mindestens verdoppeln.

Eine solche „seelische Behandlung" hat zum Ziel, Zuversicht zu erzeugen und die Ängste zu mindern oder ganz zu verabschieden. *Genau das ist auch das Ziel einer Behandlung mit dem Meridianklopfen.* Hier setzt eine <u>ursächliche</u> Einwirkung an. Schließlich ist es oft die Angst, die Krankheitsentstehung erst ermöglicht.

Scheuen Sie sich auch nicht, bei einer Selbsthilfebehandlung Krankheit und Schmerz direkt anzusprechen. Schließlich reagiert unser INNERER HEILER auf konkrete Botschaften und findet Wege, Gesundung zu unterstützen.

Wenn ich von Unterstützung spreche, dann meine ich nicht, dass bei ernsthafter Erkrankung auf eine notwendige Therapie verzichtet werden soll. Aber der Verlauf einer Krankheit kann deutlich beschleunigt werden, wenn energetische Einwirkung zusätzlich genutzt wird. Dafür ist es hilfreich Schmerzempfindungen genau zu benennen: *brennender* Schmerz, *ziehender*, *reißender*, *belastender*, *nervender*, *ekelhafter*, *quälender* Schmerz. *Nennen Sie also a l l e Gefühle ganz genau, die Sie beim Schmerz empfinden.*

Bei Schmerzzuständen zeigt sich erstaunlicherweise sogar oftmals auf der Stelle, oder kurz nach der Einwirkung, eine spürbare Linderung als positive Reaktion auf das Meridianklopfen. Weltweit findet eine solche Erkenntnis auch im Klinikbereich erfolgreichen Einsatz.

Das Sankt Gertrauden-Klinikum in Berlin beispielsweise, setzt seit langem auf *„therapeutische Berührungen"* (TT = Therapeutik Touch) und bildet das pflegende Personal entsprechend aus. Seither konnte dem Vernehmen nach, der Einsatz von Schmerzmitteln halbiert werden und der Heilungsverlauf bei Patienten hat sich deutlich verringert. Ganz ähnliche Erfahrungen sind aus anderen Kliniken überall in Europa bekannt, die eingefahrene Wege verlassen, sich neuen Erkenntnissen nicht verschließen.

So sind in Frankreich und auch in England auch Therapeuten zugelassen, die Hand in Hand mit der Schulmedizin beste Heilungsergebnisse erzielen können.

„Wer heilt, hat Recht!" Oder? Ist es besonders klug, auf Doppelblindstudien zu beharren, wenn belegbares Erfahrungswissen den konventionellen Studien davon eilt?

Problementstehung- und Lösung

Entstehung und Auflösung von Gefühlsstress
Es sind Geschehnisse, Erlebnisse, Eindrücke, erlebte Traumata, die als Ursachen dafür gelten, dass wir *Ängste empfinden*, uns übertriebene *Sorgen* machen, oder *Panikattacken* erleiden.

Nicht selten auch hatte die schwangere Mutter ihre eigenen Ängste auf das Ungeborene übertragen oder unausgesprochene Familienproblematik wird mitempfunden und wirkt lebenslang nach.

Aber – es können auch genetische Mitbringsel sein, die wir als Prägungen in unserer DNA verankert, mit auf die Welt bringen und die wir als bestimmte oder unbestimmte Ängste erleben können.

Negative Gefühle überschatten das Leben eines Menschen und nehmen dann oft Formen an, die Lebensqualität beeinträchtigen, die Erfolge verhindern, Lern- und Denkfähigkeit blockieren, Heilung beeinträchtigen und Einfluss auf die Befindlichkeit der Seele haben.

Bislang war die Psychoanalyse mit oftmals quälenden Gesprächen, in denen nach möglichen Ursachen geforscht wird, das therapeutische Mittel der Wahl. Eine nachhaltige Beseitigung der Probleme kann, das bestätigen viele Therapeuten, dadurch längst nicht in genügend Fällen erreicht werden. Der Grund dafür ist, dass Psychologen die Ursache für die *Gemütsbewegungen* da suchen, wo sie nicht zu finden ist, nämlich bei den lange zurückliegenden Begebenheiten, die als Auslöser für die aktuelle Befindlichkeit gelten. In endlosen Gesprächen, oftmals jahrelang, sollen die Geschehnisse praktisch „entschärft" werden. Der Betroffene soll sie mit Hilfe der Psychologen relativieren, indem er sie immer und immer wieder neu durchleidet.

So ist es Jahrzehnte hindurch praktiziert worden, so wird es nach wie vor an Universitäten gelehrt. Mediziner bestätigen, dass sich aus solchen Behandlungsmethoden nur relativ wenig positive Ergebnisse ergeben, sodass viele Therapeuten resignieren, wenn sie den eigenen Zeit- und Kraftaufwand und den *Gefühlsstress* der Patienten zu den erzielten Erfolgen in Bezug setzen. Aber die klinische Psychologie bevorzugt nach wie vor diesen Weg.

Da ist es nur zu verständlich, dass Psychologen einer Behandlungsform wie dem Meridianklopfen (EFT, MET, Touch for health, BSFF, Thymusklopfen) und auch von anderen energetischen Behandlungsweisen, die oftmals mit Soforergebnissen aufwarten können, zunächst mit Skepsis begegnen.

Zweifler können sich jedoch von der, oftmals sofortigen und anhaltenden Wirkung, am Beispiel des Meridianklopfens, innerhalb kürzester Zeit selbst überzeugen.

Die Methode des Meridianklopfens geht nicht davon aus, die Ursachen von Gefühlsstress herausfinden zu müssen, um erfolgreich behandeln zu können. Sie behandelt vielmehr die <u>Emotionen</u>, die beim Denken an die Problematik hervorgerufen werden.

Auf diese Weise offenbart sich im Laufe der Behandlung die Ursache der Befindlichkeit in der Regel von alleine, wenngleich sie an Bedeutung verliert, ohne dass sie verdrängt werden muss. Im Laufe der Behandlung mit Meridianklopfen, mindert sich der Gefühlsstress mit jeder Sitzung deutlich, nicht selten sogar gleich bei der ersten Behandlung.

Therapeuten, die sich gegen erste innere Widerstände dazu entschließen, diese einfache Behandlungsweise in ihrer Praxis anzuwenden, werden in Kürze kaum noch verstehen, weshalb sie in der Vergangenheit bei der Patientenbehandlung so umständliche Wege gegangen sind.

Auch wenn die Anwendung wegen ihrer Einfachheit erst einmal mit großer Skepsis geschieht, so ist dennoch mit Behandlungserfolg zu rechnen.

Dennoch ist es eine ideale Voraussetzung für optimalen Behandlungserfolg, wenn die Therapeutin/der Therapeut, von der Behandlungsmethode überzeugt ist und Patienten mit sich mit großer Zuversicht der Therapie unterziehen. Dies ist gegeben, wenn beide Seiten die Behandlungsmethode kennen und bereits positive Erfahrungen damit gemacht haben.

Überzeugte Therapeuten bilden, gemeinsam mit überzeugten Patienten ein unschlagbares Team, das in der Gemeinsamkeit der gebündelten Energie, größtmögliche Heilerfolge erzielenb kann.

Meridianklopfen im Alltag

Es ist naheliegend, neben Schmerzen auch andere, alltägliche Befindlichkeiten, zu beklopfen. Dazu gehören auch Erkältungen, sogar Grippe. Auch dafür gibt es einen leichteren Zugang über die Gefühlsebene. Ich habe unzählige Male die Bestätigung für die positive Wirkung direkt innerhalb meiner Seminare gehabt. Ich habe die Teilnehmer oftmals gezielt gefragt, ob jemand gerade ein gesundheitliches Problem hätte, das wir alle gemeinsam beklopften könnten. Es versteht sich, dass auf solche öffentliche Weise keine schweren oder chronischen Krankheiten gemeint sind. Seminarteilnehmer haben zu ihrem Erstaunen zur Kenntnis genommen, dass Leute, die mit einer dicken Grippe, verschnupft und verquollen angereist waren, am nächsten Tag wirklich wieder „unter den Lebenden" waren. Hier ist, besonders in der Selbsthilfe, auch zu erreichen, dass Betroffene schnell Erleichterung ihrer Situation erfahren. Beispiel für Herangehensweise:

Obwohl ich gerade so eine *heftige Grippe* habe, liebe….
Obwohl es mich *nervt*, diese Grippebeschwerden zu haben
Obwohl ich es *hasse*, dass mir ständig die Nase läuft
Obwohl es *mich stört*, dass ich ständig huste
Obwohl ich es *schrecklich finde*, ein so verquollenes Gesicht zu haben
Obwohl ich ganz *sauer darüber* bin, dass ich mich so schwach fühle
Obwohl ich *darunter leide*, dass ich nicht voll leistungsfähig bin
Obwohl ich *mich schäme*, dass mir ständig die Augen tränen
Obwohl ich mich *davor grause*, schon wieder beruflich auszufallen
Obwohl ich es *ekelhaft finde*, dass ich pausenlos niesen und schnauben muss
Obwohl meine *Bronchien schmerzen*, wenn ich eine Hustenanfall habe
Obwohl ich *mich schäme*, dass ich so schwach bin

Sie sehen schon, es geht beim Beklopfen weniger um das Befinden selbst, sondern um die Gefühle, die Sie dabei haben.
Nachdem Sie alle negativen Aspekte, die Ihnen in den Sinn kommen formuliert haben, ist es ein guter Tipp, mit Hilfe von Affirmationen *das Ziel mit allen Aspekten* zu benennen. Dafür kann das *Thymusklopfen* angewandt werden (Ziel hochklopfen).

Surrogat-Klopfen (Stellvertreterklopfen)

Zu vergleichen ist die Wirkung des Surrogat-Klopfens mit innigen Gebeten, die vielen Erfahrungen zufolge Wirkung zeigen können. Hierbei geht es um das *Versenden* von kraftvollen Energien. Wir alle haben schon unzählige Male erlebt, dass ausgesandte gute Gedanken durchaus ankommen und angespannte Situationen verändern, ja heilen können.

Man macht als Surrogat-Anwender nicht selten sogar die erstaunliche Erfahrung, dass man zu den Beweggründen der beklopften Person leichter Zugang findet, als es innerhalb einer direkten Konfrontation oftmals der Fall ist.

Kritiker des Surrogat-Klopfen führen ins Feld, dass hier ein unerlaubter Eingriff in die Gefühlswelt eines Klienten, der vielleicht gar keiner sein will, stattfindet. Zumindest müsste seine Zustimmung eingeholt werden. Genau das aber ist in vielen Fällen eben nicht möglich, beispielsweise, wenn man einen Schwerstkranken unterstützen möchte, dessen eigene Heilenergie verstärken will. Oder auch, wenn es dabei um ureigene Belange geht, die einen selbst betreffen und bei denen andere Personen, mit denen eine direkte Gegenüberstellung nicht möglich ist, eine Rolle spielen, mit denen uns aber noch ungeklärte Gemütserregungen verbinden.
Ich möchte für die Version, die den Selbstanwendern gute Dienste leisten kann, eine Lanze brechen. Mit dieser Art von Anwendungen kann auch in Fällen oft geholfen werden, wenn auf persönlichem Wege kein Zugang zu Betroffenen und ihren Beschwerden möglich ist. Mit dieser Anwendungsform kann Heilung auch bei räumlichem oder zeitlichem Abstand erfahren werden. Oder es können Gefühlsüberschüsse entschärft und belastende Situationen bereinigt werden.
Ebenso bietet das Surrogat-Klopfen auch die Möglichkeit, im eigenen Leben und in der eigenen Vergangenheit aufzuräumen, ins Reine zu kommen mit Angehörigen, oder mit Menschen, mit denen man schicksalshaft verbunden ist – auch dann, wenn man keinen direkten Kontakt mehr hat oder Betreffende längst verstorben sind.

Auch eigene Schuld-Themen lassen sich mit Hilfe dieser Methode manchmal leichter auflösen, als es mit klassischen Konfrontationstherapien oft möglich ist.

Das Surrogatklopfen geschieht auf folgende Weise:

Der/die Behandelnde versetzt sich gedanklich und mit den intensivsten Gefühlen, die aufgebracht werden können, und aller liebevoller Energie, in das Wesen, in die Gefühlswelt der zu behandelnden Person. Man stellt auf diesem Wege eine Verbindung zu dem Klienten, der Klientin her. Dabei werden praktisch „die eigenen Antennen" auf die Zielperson gerichtet, um sich in den anderen Menschen einzufühlen, als wäre man er selbst.

Beispielformulierung, mit der man wie folgt vorgehen kann:

Ich, Ingrid, beklopfe mich nun an Stelle meines Bruders Gerold, den ich nicht persönlich behandeln kann, weil er in Spanien lebt. Ich bin nun Gerold und empfinde nach, was er fühlt. *Ich beklopfe die Depression, an der Gerold schon so lange leidet.*

Ich, Gerold, *leide* an der Depression, die mein Leben überschattet

Ich, Gerold, *hasse* die Depression, die mich so häufig lahmlegt

Ich, Gerold, fühle mich *genervt* von der Depression, die mich in ihren Fängen hält

Ich, Gerold, *schäme* mich meiner negativen Gefühle, weil sie meine Familie belasten

Ich Gerold, habe oft meinen *Lebenswillen verloren*, weil ich mich so mies fühle

Ich, Gerold, *bin verzweifelt*, weil ich gar keine Tatkraft mehr habe

Ich, Gerold, *bin so entmutigt*, weil ich keine Sonne mehr wahrnehmen kann

Ich, Gerold, *finde keinen Sinn* mehr in meinem Leben

Ich, Gerold, *finde keinen Ausweg* mehr aus meinem lethargischen Alltag

Ich, Gerold, habe oft das *Bedürfnis, mich abzuschaffen*, weil ich mich so nutzlos fühle

Ich, Gerold, habe *keine Lebensfreude* mehr

Bei einer solchen Vorgehensweise wird jeder einzelne Aspekt, der sich noch ergeben kann, ganz genauso, wie bei der Direktbehandlung, sorgsam beklopft. Es empfiehlt sich, bei chronischen Zuständen, das Vorgehen so oft wie möglich zu wiederholen.

Ich selbst habe keinen Bruder Gerold, wohl aber habe ich genau so ein Thema, wie angeführt, bei einem Patienten beklopft und damit erstaunlich gute Erfolge einfahren können. Zufall? Vielleicht! Aber eine ganze Reihe von solchen „Zufällen" mit vielen anderen Themen habe ich immer wieder erleben dürfen. Und solche Erfahrungen haben viele meiner Therapeutenkolleginnen und Kollegen ebenfalls machen dürfen. Ich liste nachstehende einige Beispiele auf, für die es sich lohnt, das Surrogat-Klopfen anzuwenden:

Anwendungsbeispiele für Surrogat-Klopfen

Unterstützung des *Heilungsvorganges* bei allen Kranken, denen Sie Hilfe angedeihen lassen wollen. Dafür holen Sie, wenn das möglich ist, deren Einverständnis ein und erarbeiten ggf. auch Aspekte, die in deren Empfinden eine Rolle spielen könnten.

Sie können auch *am Telefon* Menschen mit dem Merdianklopfen unterstützen, wenn diese die Technik kennen und sie parallel zu Ihrem Tun ausführen können. Eine solche Behandlung hat den gleichen Ablauf, wie bei einer persönlichen Konfrontation.

Bei *Partnerproblemen* kann man sich in die Rolle des Gegenpartners versetzten, um seine überschießenden Handlungen oder Äußerungen besser verstehen und möglicherweise zu entschärfen. Dies jedoch grundsätzlich, ohne dass es dabei zu Bewertungen kommt.

Bei emotional jeder Art von aufgeladenen *Auseinandersetzungen* lohnt es sich, die „andere Seite" nachzuempfinden, um deren Argumente besser verstehen zu können. Es geht hierbei selbstverständlich nicht darum, parteiisch Einfluss zu nehmen.

Bei *Eltern-Kind-Problemen* kann mit dieser Methode viel erreicht werden. Vor allem, wenn man als Elternteil den Kind-Part übernimmt:
> *Obwohl, ich, die Tochter, so enttäuscht bin über die Rolle meiner Mutter bei...*
Auch hierbei spielen die ermittelten/die möglichen Aspekte die auflösende Rolle
Auf solche Weise können bestimmte Szenen aufgerufen werden, die als Konfliktsituationen bisher ungeklärt geblieben waren.
Im umgekehrten Fall kann es auch hilfreich sein, als Elternteil für sich selbst emotionsbeladene Situationen zu benennen, damit diese, auch im Nachhinein beklopft, ihren belasteten Einfluss verlieren können.

Kinder, besonders auch kleinere Kinder, die man nicht direkt behandeln kann, sind in der Regel gut über das Surrogat-Klopfen zu erreichen.

Kinder sprechen im Übrigen auf alle energetischen Behandlungsmethoden gut an.

MERIDIANKLOPFEN

auf dem

Mittelstrom

Mittelstrom beklopfen, um Energielevel zu heben

Beim *Japanischen Heilströmen* nimmt der Mittelstrom eine zentrale Rolle ein. Das Halten der Energiepunkte, die sich auch der Körpermitte auf den beiden Meridianen *Gouverneursgefäß* und *Konzeptionsgefäß* befindet, bewirken, dass die Lebensenergie (Chi, Prana, Orgon. Odem) gestärkt wird. Werden diese Punkte beklopft, ist eine energetisicrende Wirkung zu erreichen. Es empfiehlt sich, für die Klopfbehandlung die Seiten zu wechseln: Linke Hand auf Kopf und rechte Hand klopft, oder umgekehrt.

Die Mittelmeridiane üben im Meridiansystem eine organisierende und harmonisierende Funktion aus.

Genauso, wie beim Heilströmen, wird beim *Meridianklopfen* die rechte oder linke Hand wie eine Spinne um den Scheitelpunkt gestellt (4 sedierend wirkende Akupunkturpunkte in Rombenform angeordnet) und verbleibt dort für die nächsten 7 Schritte.
Beginnend mit dem *Stirnpunkt* wird nun jeder Punkt etwa acht Mal geklopft: *Stirnpunkt*, *unter Nase, unter Lippe, Kehle* (auf Knochen unterhalb der Kehle), *Brustbein* (oberes Drittel), zwischen *Brust,* oberhalb des *Nabels*, **Schambein** Oberkante.
Auf dem Schambeinpunkt verbleibt nun die Hand und die Hand, die auf dem Kopf war, wird auf den *Steißbeinpunkt* gelegt. *Dieser letzte Schritt wird 3 Minuten gehalten.*

Kurzbedeutung der einzelnen Punkte auf den Mittelmeridianen

Scheitelpunkt	besänftigend, kanalisierend
Kopfpunkte	sedierend, stabilisieren, regulierend
Stirnpunkt	Einfluss auf Augen und auf Blutdruck
Nasenspitzenpunkt	unterstützt die Atmung, macht Kopf frei
Kehlpunkt	Kehle frei machend, gegen Schleimbildung (Räuspern)
Brustbeinpunkt	wirkt gegen Husten, Völlegefühl, Übelkeit
Über-Nabel-Punkt	zentrierend, beruhigend
Schambeinpunkt	stärkt Blasenbereich, gynäkologischer Punkt
Steißbeinpunkt	stärkt Steißbein und Beine

Mittelstrom beklopfen

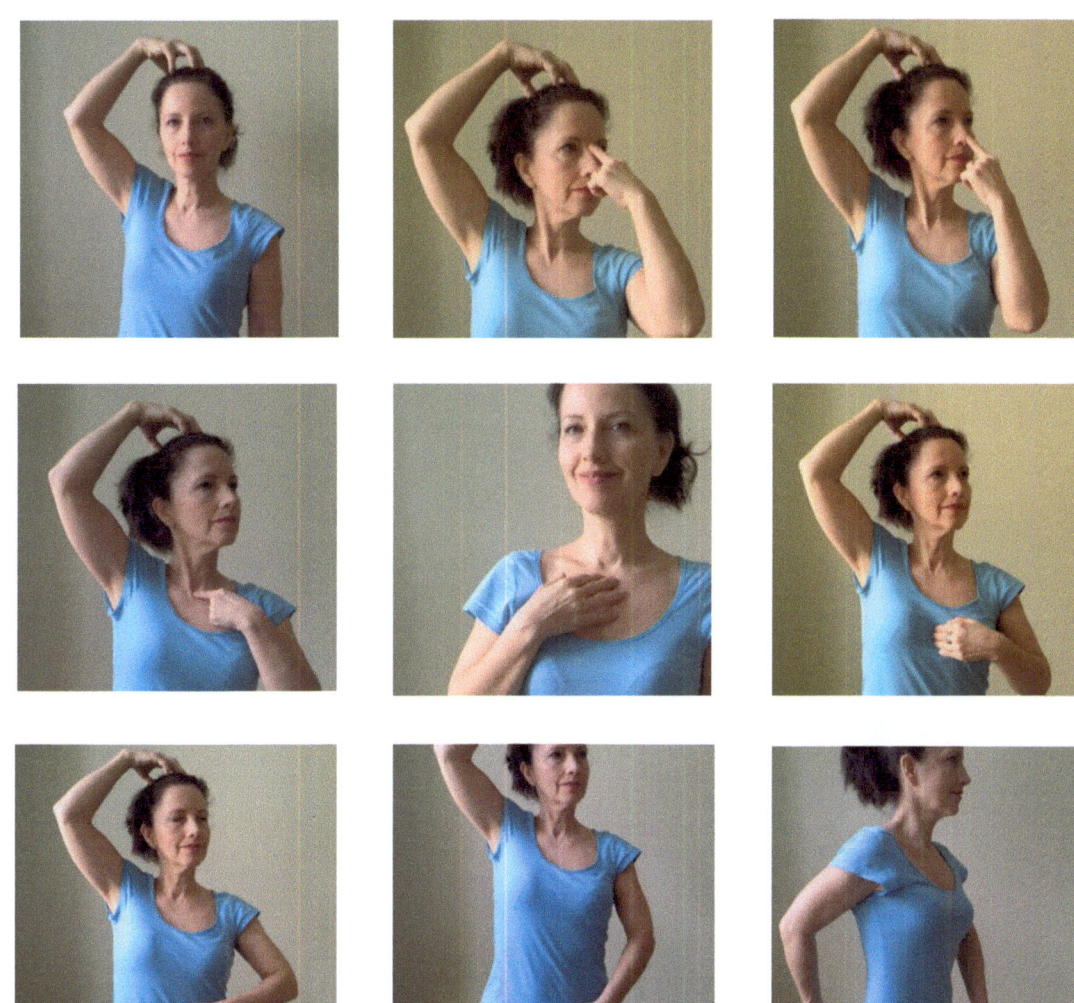

Mittelstrom auf dem Gouverneursgefäß und dem Konzeptionsgefäß um den Energielevel zu heben

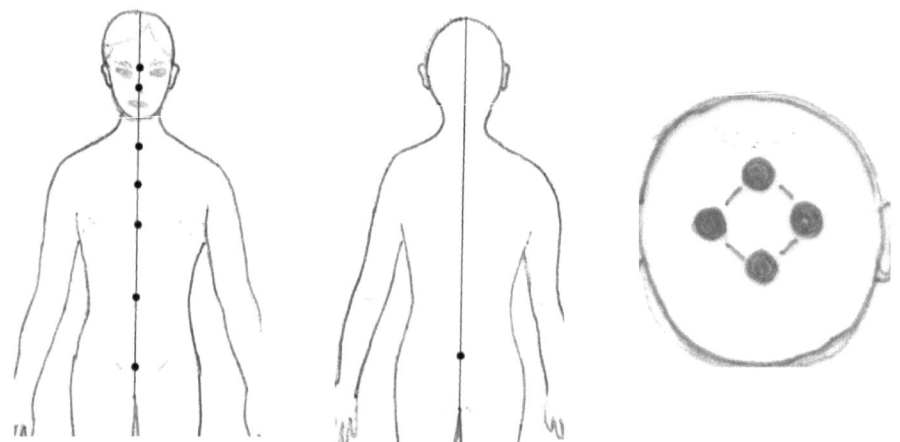

Während die Finger der einen Hand auf den Kopfpunkten um den Scheitelpunkt ruhen, beklopft die andere Hand nacheinander die Punkte auf dem Mittelstrom:

1, Zwischen den Augen
2. Die Nasenspitze wird leicht hochgeschoben
3. In der Kehle, Richtung Knochen
4. Auf dem oberen Drittel Brustbein
5. Zwischen der Brust
6. Fingerbreit über dem Nabel
7. Obere Kante Schambein
8. Dort verbleibt die Klopfhand, während die andere Hand vom Kopf genommen wird und auf den Steißbeinpunkt wandert. Dieser letzte Griff verbleibt für einige Minuten.

THYMUSKLOPFEN

zur Einprägung von

Affirmationen

Empfehlung, diese Methode aufbauend und zum <u>Hochklopfen</u> des Zieles, empfiehlt sich, nach jeder Klopfsitzung anzuwenden

Das Thymusklopfen zum Einprägen von Affirmationen

Die Thymusdrüse gilt als Schaltstelle der Gefühle und als Eingangspforte für das Unterbewusstsein. Sie stellt das Bindeglied zwischen Körper und Geist dar.

Das griechische Wort <u>thymos</u> bedeutet Lebensenergie.

Die Thymusdrüse ist die Wachstumsdrüse, die im Kindesalter bis zur Geschlechtsreife wächst und sich dann zurückentwickelt. Sie liegt hinter dem Brustbein (oberes Drittel) und ist maßgeblich am Aufbau des Immunsystems und am Knochenstoffwechsel beteiligt. <u>Eine gesunde aktive Thymusdrüse bedeutet strahlend Gesundheit.</u>
Die Thymusdrüse schrumpft im Laufe des Erwachsenenlebens, besonders aber bei schwerer Krankheit, Stress und dem Einwirkung von Toxinen, dazu gehören auch alle Umweltgifte, Medizinalgifte, Lebensmittelzusatzstoffe, belastetes Wasser und belastete Atemluft. Bei einem alten Menschen kommt die Funktion der Thymusdrüse weitgehend zum Erliegen und ist bei einem Sterbenden kaum noch nachzuweisen.

Der Funktionslevel der Thymusdrüse kann mit einer einfachen Behandlung angehoben werden. ***<u>Dazu wird das Brustbein</u>*** (oberes Drittel) ***<u>mit der leichten Faust oder den gebündelten Fingersitzen beklopft.</u>*** Dabei werden Affirmationssätze formuliert, die jeweils 10-15 Mal wiederholt werden und sich auf diese Weise tief ins Unterbewusstsein einprägen. Der klassische Satz für eine solche Aktivierung der Thymusdrüse lautet:

„Ich liebe und glaube, vertraue, bin dankbar und mutig!"

Ein solcher Satz kann jedoch, je nach aktuellem, inneren Anliegen, anders gestaltet werden. Auch zur Unterstützung von Heilungswünschen kann das Thymusklopfen hilfreich sein. **Beispiele:**
Ich freue mich auf den Tag, der mir viel Positives bringt
Ich habe es verdient, dass ich gesund und glücklich bin
Die Menschen in meiner Umgebung begegnen mir mit Freundlichkeit und Vertrauen
*Ich bin gesund und jung und mutig und inspiriert **und viele andere Affirmationen***

BSFF - **B**e **S**et **F**ree **F**ast

um das Unterbewusstsein für die eigenen

Ziele einzuspannen

BSFF Be Set Free Fast – Gewinnen Sie Ihr Unterbewusstsein für Ihre Pläne/Ziele

Schließen Sie bewusst Freundschaft mit Ihrem Unterbewusstsein. Viele Menschen lassen diese wertvolle Freundschaft brach liegen und kümmern sich nicht um diesen, oder nur selten allerbesten Kumpel, den sie haben.

Wir alle legen Wert auf einen guten Freund. Wir freuen uns über einen Genossen, auf den immer Verlass ist, der nicht müde wird, unsere Interessen zu vertreten und der zu jeder Zeit bereit ist, unsere Angelegenheit zu unterstützen und alle Wege zu ebnen, die wir als Schicksalswege gehen wollen und müssen. Aber den allerbesten Freund, den wir haben können, nehmen wir gar nicht bewusst wahr, betrachten ihn nur zu oft als selbstverständliches Anhängsel, ohne uns seiner Bedeutung und seiner Kraft bewusst zu sein.

Viele Menschen betrachten dieses, unser Unterbewusstsein, als bloße Fiktion, die eher symbolischen Wert hat.
Nehmen Sie es als Realität <u>wahr</u> und probieren Sie aus, wie es sich anfühlt, wenn ein treuer Freund wohlwollend und energievoll an ihrer Seite marschiert.

Es ist jammerschade, wenn Sie eine Hilfestellung unbeachtet lassen, die in der Lage ist, Ihr Leben nicht nur zu bereichern, sondern die Ihnen derart effiziente Unterstützung für jedes, aber auch wirklich jedes Vorhaben bieten kann. Hier nämlich ist die Stärkung für alle Ihre Emotionen und alle Ihre Pläne zu finden.

Kann es sein, dass Sie diesen Unterstützer so einfach links liegen lassen?

Wer sich stattdessen bewusst dieser enormen Kraft bedienen möchte, findet in *BSFF* ein wirksames Instrument, das dabei hilft, sich die Unterstützung des eigenen Unterbewusstseins zu jeder Zeit und an jedem Ort, an dem Sie sich gerade befinden, zu sichern.

Diese geniale Methode hat der amerikanische Psychologe *Larry Phillip Nims* entwickelt. Das von ihm angewandte System hat sich aus seinen Erfahrungen mit dem *Meridianklopfen* (EFT = Emotion Freedom-Technique) ergeben.

Nims betont, dass es sich dabei nicht um eine Heilmethode im medizinischen Sinn handele. Vielmehr ginge es um das Sprengen von emotionalen Fesseln, die auf körperlicher, geistiger und seelischer Ebene wirken und damit auch Heilungen auf allen Ebenen begünstigen können.

Blockaden, die Heilung und einem harmonischen und unbelasteten Leben entgegen stehen, sind aufgrund unbewusster Glaubenssätze entstanden, die seit frühester Kindheit als negativer Einfluss auf unsere Befindlichkeit und unser Handeln wirken und folgende Ursachen haben können: quälende Erfahrungen, Zurückweisungen, erlittene Verluste, erlebte Gewalt, negative Prägungen und traumatische Erlebnisse und alle, sich daraus entwickelten Glaubenssätze. Aber Glaubenssätze sind auch anerzogen, dadurch nämlich, dass wir ihnen tatsächlich „Glauben" schenken.

Genau aus solchen Ursachen entwickelt sich emotionaler Stress, die ihren Ausdruck in Wut, Angst, Resignation, Verzweiflung, Hass, Einsamkeitsgefühle, Neid, Panik und Erfolglosigkeit finden.

BSSF soll dabei helfen, solche Störfaktoren zu identifizieren und selbsttätig aus dem System zu entfernen. Selbstzerstörerische Programme können dann nicht mehr wirken.

BSFF ist eine einfach anzuwendende Methode, die mit *Code- Schlüsselwörtern* arbeitet. Dabei erhält das Unterbewusstsein einmalig eine Programmierung (Codierung) und ist danach in der Lage, Order von „seinem Menschen" entgegenzunehmen und selbstständig auszuführen. Diese Installation wirkt dauerhaft und verhindert ein Zurückfallen in die alten Muster.
Alleine durch das Murmeln des selbst gewählten Codewortes und das gedankliche Benennen des Problems, kann schon der mentale Weg für dessen Lösung eingeleitet werden.

(Die Erläuterung und die Texte für die Originalmethode finden sich in zahlreichen Büchern und auch Seminaren, die zur therapeutischen Nutzung z.B. im Internet, angeboten werden).

BSFF (frei nach *Nims*)
in vereinfachter Form, für die tägliche Selbsthilfe geeignet

Meine Empfehlung ist es, diese geniale Methode als Motivationssystem anzuwenden und es sich „für den täglichen Gebrauch" nutzbar zu machen. Dafür habe ich es an das, seit Jahrhunderten bewährte, Thymusklopfen, gekoppelt.

Das Unterbewusstsein eines Menschen ist mit seinem Inneren Heilsystem (Regenerationssystem, Reparatursystem) verbunden und diesem als unmittelbarer Nachrichtenübermittler übergeordnet.

Es geht darum, diesem, unserem Unterbewusstsein, in einer Weise Aufträge zu erteilen, die von ihm verstanden werden.
Körper, Geist und Seele eines Menschen sind grundsätzlich für Gesundheit und Heil-sein eingerichtet. Erst unsere Lebensweise, unsere Denkweise und die Umwelteinflüsse sind die Gründe dafür, dass es in diesem, eigentlich robusten Funktionssystem, zu Irritationen kommt, die zu körperlichen und seelischen Krankheiten führen und Heilung nicht zulassen.

Mit der Hilfe von BSFF ist es einfach, für jedes aktuelle Problem die Hilfe des Unterbewusstseins in Anspruch zu nehmen. Das Unterbewusstsein tut, was möglich ist, um „seinem Menschen" die nötige Unterstützung zu bieten. Diese Hilfe erstreckt sich auf alle Themen die für Lebensqualität, also Gesundheit auf allen Ebenen zu erlangen, wirksam sind.

Nutzen Sie das BSFF für alle Affirmationen, die Ihnen zu allen Sorgenthemen einfallen. Sie lösen damit auch tief verwurzelte Glaubenssätze auf, die ihr Lebensglück bislang beeinträchtigt haben.

Befreien Sie sich von Traurigkeit, Geldsorgen, Mutlosigkeit, Energielosigkeit, fehlender Schaffenskraft, destruktivem Handeln, einfach von jeder Art von negativen Gefühlen. Lassen Sie den ungehinderten Fluss der Heilenergie in den Meridianverläufen wieder zu.

Die Kommunikationsabläufe mit Hilfe von BSFF

Basis-Anwendung:

Wählen Sie ein Codewort, das Sie künftig vor jedem „Auftrag an das Unterbewusstsein" sprechen, murmeln oder denken. Mit dem gleichen Codewort beenden Sie jede Sitzung.

Der Ort der Sitzung: ist beliebig. Sie können dafür eine kleine Meditation gestalten, oder einfach nur (nebenbei) Ihre Order an das Unterbewusstsein aussprechen. Das kann daheim im Sessel sein, unterwegs auf der Straße, in Bus, Bahn, oder irgendwo, wo Sie gerade stehen oder gehen und Zeit für ein paar Gedanken oder Worte haben.

Legen Sie die flache Hand auf die Thymusregion, sodass die Handmitte das obere Drittel des Brustbeines bedeckt (Handmitte = Entsprechung eines Nebenshakra, das in der Shakren-Lehre als Ordnungsprinzip gilt und eine ähnliche Funktion hat wie Gouverneuersgefäß und Konzeptionsgefäß in der Meridianlehre). Die *Thymusregion gilt als die Eingangspforte für das Unterbewusstsein*.

Eine ähnliche Wirkung ist auch zu erreichen, wenn die gebündelten Fingerspitzen auf dem oberen Drittel des Brustbeines r u h e n (also nicht klopfen).

Sprechen Sie nun das Codewort: Wählen Sie ein (geheimes) Wort, das für Sie mit positiven Gefühlen besetzt ist, das Sie als schön empfinden, denn es begleitet Sie nun für eine lange Zeit, oder sogar für immer.

Beispiele: Himmel, Wolke, Gefühl, Segen, Licht, Schnee, Sonne, Wind, Frieden, Zuversicht, Güte, Seele, Heilung, oder ein anderes schönes Wort, das Ihnen etwas bedeutet – nehmen Sie ein Wort, von dem Sie sich angesprochen fühlen und behalten Sie es für sich.

Wie wird mit dem Unterbewusstsein kommuniziert? Sprechen Sie mit dem Unterbewusstsein so liebevoll und respektvoll, wie Sie sich jeden Umgang mit Ihrer Person durch andere Menschen wünschen, denn das Unterbewusstsein ist ja ein Stück von Ihnen. Sie steigern damit Ihre eigene Wertschätzung und die Liebe zu sich selbst. Und genau das ist die Voraussetzung dafür, dass Sie genau diese Wertschätzung auch zunehmend von Ihrem Umfeld erfahren werden.

Lenken Sie Ihr Unterbewusstsein – TÄGLICH: Gehen Sie davon aus, dass Ihr Unterbewusstsein Ihr wichtigstes Instrument ist, das alle Funktionsabläufe in Ihrem Körper und Ihrer Seele organisiert. Überlassen Sie nicht dem Zufall, welche Abläufe für Sie und Ihr Befinden wirken. Sie haben mehr Einflussmöglichkeit, als Sie ahnen. Nutzen Sie die Kraft Ihrer Gedanken und formulieren Sie deutlich, welche Erwartungen Sie haben und worin Sie unterstützt werden möchten.
Ihr Unterbewusstsein ist immer bereit, ihnen behilflich zu sein, Jedoch sind deutliche Aufträge nötig, die unmissverständlich formuliert werden müssen.

Probleme wählen, die der Lösung bedürfen

DANKE sagen, erschließt eine Fülle von Behandlungsthemen
Nun hat man nicht jeden Tag Probleme zu bewältigen, für das man das Unterbewusst einspannen möchte. Ich habe es mir dennoch zur Gewohnheit gemacht, das Gespräch mit meinem Unterbewusstsein tatsächlich jeden Tag und sogar mehrfach am Tage zu suchen. Meistens nutze ich eine solche Kommunikation, um mich zu *bedanken*. Und dafür sind die Themen unerschöpflich. Damit schärfe ich meine eigenen Wahrnehmungen für alle die positiven Dinge, die sich in meinem Leben ereignen und die ich vielleicht sonst gar nicht zur Kenntnis genommen hätte. Jeder Dank ist auch eine Stärkung aller meiner Wünsche und Pläne, an deren Erfüllung ich ja unermüdlich arbeite. Ich habe diesem Artikel deshalb eine Schrift angefügt, die ich vor Jahren einmal für die von mir 11 Jahre lang herausgegebene Zeitschrift BIOLINE verfasst hatte und die jetzt einfach passt. Es geht dabei um das Geheimnis des Glücks, das sich leicht erschließen lässt mit Unterstützung des Zauberwortes DANKE. Mit Hilfe von BSFF ist es noch leichter, ein solches Glück festzuhalten und sich immer wieder bewusst zu machen, was Lebensqualität ausmacht und dass wir sie auch in widrigen Zeiten jeden Tag und zur Verfügung haben. Wenigstens ein bisschen davon. Machen Sie die DANKSAGUNGEN zu Ihrem täglichen Ritual, Sie werden erleben, wie gut das tut und wie Ihre Seele an Stabilität und Zuversicht gewinnt.
(Lesen Sie dazu meinen Artikel über das *Geheimnis des Glücks* unter „Erfahrungsberichte")

Beispiel-Themen, für die Sie Unterstützung einfordern können

Ihr Familienfrieden ist gestört – bitten Sie darum die richtigen Worte zu finden
Sie sind in eine ungute Lage geraten und wissen keinen Ausweg
Sie haben mit einer Person Streit und würden ihn gerne beenden
Sie haben finanzielle Sorgen und können sie momentan nicht lösen
Sie fühlen sich unverstanden und bitten um die richtige Sicht der Dinge
Sie fühlen sich einsam und sehen sich nach Menschen, die Ihnen etwas bedeuten könnten
Sie fühlen sich ungerecht behandelt und wissen nicht, wie Sie sich richtig erklären können
Sie haben ein Ziel und wissen nicht, wie Sie es erreichen können
Sie fühlen sich oft kraftlos und würden gerne mehr Energie haben
Sie finden Ihr Leben langweilig und würden ihm gerne mehr Inhalt geben
Sie haben eine negative Erwartungshaltung und wären gern optimistischer
Sie sind anderen Menschen gegenüber misstrauisch und haben Angst, enttäuscht zu werden
Sie sind nicht ehrgeizig genug uns würden sich gerne mehr durchsetzen
Sie können sich nicht gut konzentrieren und lernen nur schwer
Sie vergessen Gelerntes und möchten Ihr Gedächtnis stärken
Sie verdienen zu wenig und bitten um Ideen, wie Sie das ändern können
Sie haben nur wenig Selbstwertgefühl und wünschen sich mehr Wertschätzung für sich
Ihr soziales Umfeld kümmert sich zu wenig um Sie, die sich mehr Kontakt wünscht
Sie haben gute Ideen, es fehlt Ihnen an Tatkraft, sie umzusetzen
Für eine gezielte Kontaktsuche fehlt es Ihnen an Mut
Sie würden gerne einen anderen Beruf ausüben, Sie wissen nicht was und wie
Sie haben ein übersteigertes Sicherheitsbedürfnis, das nimmt Ihnen oft den Mut
Sie fühlen sich oft ängstlich und traue sich nicht, auf andere Menschen zuzugehen
Sie malen sich oft aus, was alles Schreckliches passieren könnte….
Bei dem kleinsten Wehwehchen haben Sie gleich Angst Invalide zu werden
Sie sind überängstlich und trauen sich nicht zu, was Sie gerne machen möchten **u.s.w.**

Sie sehen, es gibt unendlich viele Themen, die Sie angehen können. Nur MUT!

REM-Technik

zur Vernetzung beider

Gehirnhälften

Nutzen der REM-Technik zur Konzentrationssteigerung

Wir sind Tag für Tag einer gewaltigen Flut von Eindrücken ausgesetzt, die unser Gehirn verarbeiten muss. Diese Verarbeitung aller der Sinneseindrücke geschieht vornehmlich in den Nachtstunden, während des Schlafes. besonders verstärkt, während der sogenannten **REM**-Phase: *Rapid Eye Movement*. Dazu bedient sich der Körper einer Technik, die offenbar diese Verarbeitungsphase bestimmt, nämlich die der *Schnellen Augenbewegungen*, die man bei schlafenden Menschen, als Zucken hinter geschlossenen Lidern, wahrnehmen kann. Diese Schlafphase liegt in den Morgenstunden und heißt *REM-Phase*. Es hat sich erwiesen, dass es möglich ist, diese Methode, die der Körper anwendet, auch von außen zu stimulieren um damit Verarbeitungsprozesse gezielt zu lenken und zu beschleunigen.

Eine israelische Forschergruppe hat anhand von Hirnmessungen nachgewiesen, dass nach einer Anwendung der *Schnellen Augenbewegungen* eine erhöhte Gehirnaktivität festgestellt werden kann, weiterhin ein schnellerer Herzschlag und eine erhöhte Atemfrequenz. Ganz ähnlich sind übrigens die Ergebnisse, wenn ein Mensch vor erhöhten Anforderungen steht.

Die günstige Wirkung der *Schnellen Augenbewegungen* ist in der *Trauma-Therapie* (EMDR; nach Shapiro) durch anerkannte Studien belegt. Die Wirkung der „heilenden" Augenbewegungen hingegen, ist wissenschaftlich bislang noch nicht nachgewiesen worden. Dennoch haben viele Erfahrungen gezeigt, dass diese Technik sich hervorragend für die Selbsthilfe eignet und bei den Anwendern, besonders bei Kindern und bei älteren Menschen gute Unterstützung ihrer kognitiven Fähigkeiten bieten kann.

Das Ziel der Anwendung von dieser *REM-Technik* liegt im schnellen und spürbaren Abbau von Leistungsstress sowie in der Steigerung von Kreativität, Mentalfitness und Konfliktstabilität. Es ist keine medizinische Therapie und behandelt keine Krankheiten.

Mit der REM-Technik wird vielmehr beabsichtigt, durch die Stimulation mittels bestimmter Augenbewegungen, eine Synchronisation beider Gehirnhälften zu erreichen, wie auch eine verbesserte innere Reorganisation der Erlebnisverarbeitung.

Dafür können mit Hilfe der REM-Technik destruktive Glaubenssätzen durch neue Glaubenssätze, die förderlich und unterstützend sind, ersetzt werden. Auf diesem Weg kommt man zu *positiver Selbstüberzeugung*, die mit Hilfe der REM-Technik den Glauben an sich selbst verankern, die eigenen Ressourcen wieder aufbauen und die Selbstfürsorge stärken sollen.

Der Einsatz der REM-Technik kann, bei regelmäßiger Anwendung, zu neurologischen Veränderungen führen und im Gehirn die Bildung neuer Vernetzungen anregen.

Mit Hilfe der REM-Technik gelingt es leichter, sich oft binnen weniger Minuten emotional und mental zu entspannen, Stress und Belastungen zu reduzieren, alltägliche Ängste zu überwinden, Kummer und Sorgen zu bewältigen, sowie Eigenmotivation und Leistung zu steigern.

Ich wüsste keinen Grund, weshalb man sich einer solchen Hilfe nicht bedienen sollte und weshalb man emotionale Belastungen aushalten muss, wenn sie auf so einfache Weise günstig zu beeinflussen ist.

Der REM-Schlaf und seine Funktion

Über die Funktion des REM-Schlafs gibt es viele, einander teilweise widersprechende Hypothesen. Fakt ist, dass der Entzug des REM-Schlafs (der REM-Phasen) in den folgenden Nächten eine Rezeptoren-Rückbildung bewirkt, wie sie nach einem Entzug von Medikamenten oder Suchtstoffen zu beobachten ist. Eine Reihe von Versuchspersonen zeigten ein gesteigertes triebhaftes Verhalten, vermehrtes Hungergefühl, vermehrte sexuelle und aggressive Impulse, Lern- und Konzentrationsschwierigkeiten, so wie Gedächtnisprobleme. Wenige andere Personen allerdings, tolerieren einen langen und fast vollständigen Entzug des REM-Schlafes gut.

Viele der Versuchspersonen haben jedoch, besonders bei komplexen und neuen Herausforderungen, besondere Schwierigkeiten nach einem REM-Schlaf-Entzug

---

Das lässt den Umkehrschluss zu, dass Lernprozesse im Allgemeinen eng an den REM-Schlaf gekoppelt sind. Aufgaben in der Triebregulierung, Informationsbearbeitung und Stressbewältigung gehören dazu.

Das Gehirn ist offenbar dazu in der Lage, eine effektivere Informationsbewältigung während der REM-Schlafphase zu ermöglichen und damit für effizientere Lernprozesse zu sorgen.

Die Anwendung der REM-Technik ist kinderleicht zu erlernen und auch von Kindern einfach, nach kurzer Erläuterung anzuwenden. Für die Einübung der Technik nehmen Sie anfänglich einen (oder zwei Finger) zur Hilfe und bewegen diesen in Augenhöhe vor Ihrem eigenen Gesichtsfeld oder dem der zu behandelnden Person in gleichbleibendem Takt von rechts nach links und wieder zurück. Dabei sollen die Augen der Fingerspitze folgen.

Es werden also die Augen zu beiden Seiten hin abwechselnd gerollt, während der Kopf sich nicht mitbewegt.

Empfohlen werden für eine Sitzung etwa 25 Bewegungen nach links und 25 Bewegungen nach rechts. Der Takt wird erst langsam vorgegeben, dann erhöht, wenn die Augen und ihre Reaktion sich an den Rhythmus gewöhnt haben.

Übrigens können Sie auch zur Abwechslung die Augen diagonal rollen, oder von oben nach unten und von unten nach oben, oder sie im Uhrzeigersinn rollen und wieder zurück.

Legen Sie zu Beginn der Übung die Formulierung fest, die Sie bearbeiten wollen und zählen Sie die Silben, damit es Ihnen leichter fällt, die Anzahl der beabsichtigten Übungen zu absolvieren:

Es geht mir heute besonders gut	9 Silben, also	ca. 6 Gesamtdurchgänge
Ich kann mich gut und immer besser konzentrieren		ca. 4 Gesamtdurchgänge
Es fällt mir leicht zu lernen		ca, 7 Gesamtdurchgänge
Die Vokabeln wollen gerne in meinem Gedächtnis bleiben		ca. 4 Gesamtdurchgänge
Ich kann das Leben genießen		ca. 7 Gesamtdurchgänge
Ich bin gesund und glücklich		ca. 7 Gesamtdurchgänge
Alles, was ich beginne, kann ich erfolgreich abwickeln		ca. 4 Gesamtdurchgänge
Ich komme gut mit allen Mitmenschen aus		ca. 5 Gesamtdurchgänge
Ich strahle viel Freude und positive Energie aus		ca. 4 Gesamtdurchgänge
Mir kommt das Glück auf allen Wegen entgegen		ca. 4 Gesamtdurchgänge
Ich habe viele Gründe dafür, mich zu freuen		ca. 5 Gesamtdurchgänge
Ich schlafe heute Nacht tief und fest, entspannt und gelöst		ca. 4 Gesamtdurchgänge

Die REM-Technik

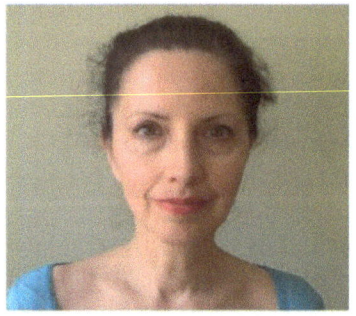 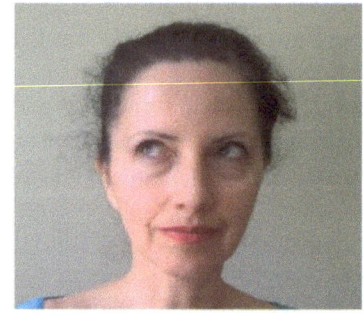 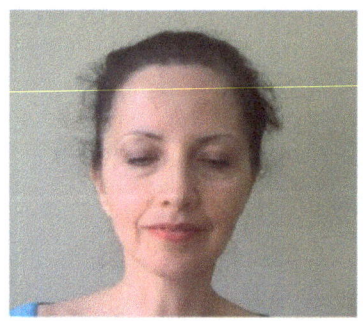

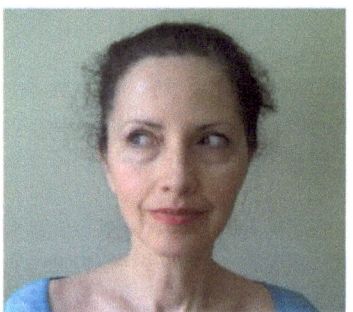 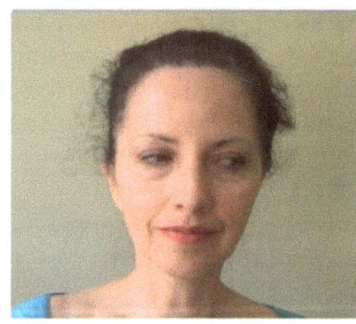

Diese Technik hilft dem Gehirn bei der Verarbeitung von Begebenheiten. Durch die "abrupten Augenbewegungen" werden Stauungen und Blockaden gelöst.

Empfohlen werden abwechselnde Augenbewegungen, wobei bei jeder der Bewegungen eine Silbe des Problemes genannt wird, das gerade bearbeitet wird.

Hier Augenstellungen: Geradeaus, links, Rechts, diagonal nach links, nach rechtd, Augen nach oben, Augen nach unten

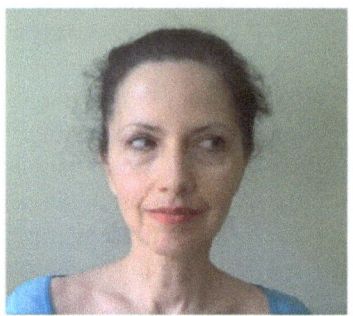 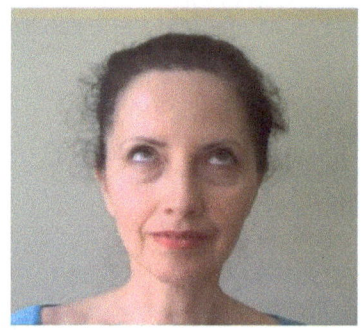

Meridianklopfen
was noch wichtig ist zu
wissen

Die Meridiankunde ist altes Wissen.

In Amerika ist das Einwirken auf Meridianpunkte in der klinischen Psychologie, wie auch in anderen Zweigen der Psychologie und der Psychotherapie längst durch empirische Studien nachgewiesen und ist als höchst effizientes Verfahren anerkannt.

Alten Schriften ist zu entnehmen, dass bereits vor mehr als 5000 Jahren in China entdeckt wurde, dass der menschliche Körper über ein tastbares Energiesystem verfügt, das direkt unter der Körperoberfläche verläuft.

Aus diesem Wissen heraus entwickelte sich zunächst die Akupunktur, bei der mittels feiner Nadeln bestimmte Punkte auf diesen Energieleitbahnen, den Meridianen, stimuliert werden. Andere energie-Verfahren ergaben sich aus diesem Prinzip.

Seit der Akzeptanz der Akupunktur durch die Weltgesundheitsbehörde WHO wird diese zunehmend, in darauf spezialisierten Praxen, angewandt. Dies gilt auch für andere energetische Heilweisen.

Die Meridian-Energie-Therapien sind dabei, als die natürlichsten Heilmethoden überhaupt, ihren Siegeszug um die ganze Welt anzutreten.

Ein wichtiger Grund dafür ist auch, dass sie von Therapeuten praktisch sofort,b, ohne jahrelanges Studium, erfolgreich angewendet werden können und auch in der Selbsthilfe von Laien praktiziert werden können.

Die Erforschung und Publizierung des Meridianklopfens und auch von BSFF ist folgenden Wissenschaftlern zu verdanken:

- **Dr. Georg Goodheard** (Chiropraktiker in Detroit) fand in den 60-er Jahren heraus, dass sich das Behandeln von Meridianpunkte erfolgreich zur Schmerzlinderung einsetzen ließ.

- **Dr. Louis** Langmann veröffentlichte 1972 eine viel beachtete Studie, in der er die Beziehung zwischen Energie und Krankheit nachweist.

- **Dr. Robert Becker** (Physiker) trat 1990 den Beweis an, dass Akupunkturpunkte elektrische Kontaktzentren sind, über die Nachrichten vom Gehirn an den Krankheitsherd (oder umgekehrt) übermittel werden.

- **Maria Reichmann** (Biophysikerin) entwickelte ein Instrument, um Meridianverläufe über Messungen nachweisbar zu machen. Solche Methoden sind inzwischen weiterentwickelt worden, sodass die Existenz von Energieverläufen in den Meridianen nicht mehr bestritten werden kann.

- **Dr. John Diamond** (Arzt und Psychiater) veröffentlichte 1985 Untersuchungen über Beklopfen von bestimmten Meridianpunkten zur Auflösung mentaler Gesundheitsprobleme. Dieses Werk gilt als Standartwerk für die Ursprünge des Merdianklopfens.

- **Roger J. Callahan** (Psychologe) entdeckte zeitgleich mit Diamond, dass Beklopfen bestimmter Meridianendpunkte von negativen Emotionen befreien kann: (Thought Field Therapy - TFT). Callahan leistete den Hauptteil klinischer Forschungsarbeit.

- **Dr. Fred P. Gallo** (Psychologe) entwickelte in den neunziger Jahren einen, für klinische Psychologen, verständlichen Behandlungsansatz zur Diagnose und Behandlung von psychischen Problemen. Er vertritt in seinen Veröffentlichungen auch Kurzformen, die direkt den Meridian ansprechen, der ursächlich mit der aktuellen Erkrankung in Zusammenhang steht.

- **Gary Craig** (Ingenieur) leitete in Amerika Seminare für Therapeuten und Selbstanwender. Durch seine Forschungen konnte das Meridianklopfen derart vereinfacht werden, dass es von Therapeuten ohne langes Sachstudium sofort einsetzbar und auch für Laien verständlich und anwendbar wurde (Emotional Freedom Technique - EFT). In jüngerer Zeit bewies er in zahlreichen Veröffentlichungen, dass auch eine Kurzform der Klopfanwendung gute Erfolgsaussicht ermöglicht. Diese ist insbesondere für die Selbstanwendung geeignet und dauert pro Anwendung kaum mehr als 20 Sekunden. Hierbei spielt das zusätzliche, und ausführliche Benennen aller möglichen Aspekte eine wichtige Rolle.

- **Dr. Larry Phillip Nims**, klinischer Psychologe und Schüler von Dr. Roger Callahan, hat das ***BSFF*** aus dem Meridianklopfen entwickelt. Diese Methode gehört zur energetischen Psychologie, die es ermöglicht, über Codes Hamonisierungsaufträge an das Unterbewusstsein zu übermitteln.

- ***Thymusklopfen*** ist eine Methode, die seit Hunderten von Jahren von der katholischem Kirche genutzt wurde, um den Gläubigen das Bewusstsein, schuldig zu sein, tief das in das Unterbewusstsein einzuprägen (*mea culpa, mea maxima culpa*)

Alle von diesen und anderen Forschern entwickelten Meridian-Anwendungen wurden mit ***Meridian-Energy-Therapies*** übertitelt.

Diese Bezeichnung habe ich übernommen und spreche von ***Meridian-Energie-Therapien.*** Diesem Oberbegriff habe ich das ***Meridianklopfen***, das ***Japanische Heilströmen*** ,die ***Narbenentstörung, sowie das BSFF*** und auch die ***REM-Technik*** (Desensibilisierung und Verarbeitung durch Augenbewegung) hinzugefügt.

Diese fünf Methoden gehören nach meiner Auffassung untrennbar zu den energetischen Behandlungsweisen, die auch in Selbsthilfe leicht auszuführen sind.

Auch das ist wichtig!
Zu jeder, der sich mir bietenden Gelegenheit weise ich zusätzlich darauf hin, dass jedes gesundheitliche Problem sich mur dann nachhaltig auflösen lässt, wenn gleichzeitig zu der Behandlung, auch die krankmachenden Lebensumstände verändert werden.
Dazu gehört als wichtigste Basis eine gute, eine gesunde Ernährung, die dem Köper alle Nährstoffe bietet, die ebenfalls die Grundvoraussetzung für eine optimale geistige Leistungsfähigkeit und eine harmonische Seelenlage sind. So sind Therapeuten, die sich mit dem Gemüt ihrer Patienten beschäftigen, gehalten, nicht nur deren seelische Probleme zur Kenntnis zu nehmen, sondern tatsächlich den Menschen in seiner Ganzheit zu betrachten und bei der Anamnese auch auf die körperliche Befindlichkeit und auf die Lebensweise einzugehen und hier ggf. Verbesserungen herbeizuführen.

Warum Narben krank machen

„Alles fließt!" *ist der berühmte Ausspruch von Heraklit, dem griechischer Philosoph,*
520 v. Chr.

Wasser fließt, Blut fließt, Energie fließt, Luftströme fließen – alles in der Natur ist darauf
angewiesen, sich bewegen zu können, vorwärts zu drängen.
Wird dieser Fluss durchbrochen, kommt es zu Stockungen, zu Blockaden, die einen
gesunden Verlauf behindern, Stau verursachen und dadurch Krankes entstehen lässt.
Narben sind eine solche Blockade, die aufgelöst werden muss.

„Schmerz ist der Schrei des Gewebes nach fließender Energie!"
Dr. Voll

Bei der Narbenentstörung werden Meridiane für den Energiefluss wieder durchlässig
gemacht. Dies kann durch Massage des Narbengewebes in Selbsthilfe geschehen oder aber
unter Einsatz von schwachem Strom, zum Beispiel nach der Methode von Penzel durch
einen Arzt oder Heilpraktiker.
Ein, von Narben unterbrochener Meridian, kann völlig unterschiedliche Beschwerden
verursachen und an verschiedenster Krankheitsentstehung beteiligt sein. Um diese
Zusammenhänge nachvollziehen zu können, lohnt sich das Studium der Meridianverläufe
und ihrer Bedeutung für Körper und Seele.

Narben unterbrechen den Energiefluss - Meridian-Therapie kann dadurch boykottiert
werden.

Wenn in Meridianen der Energiefluss durch Narben blockiert wird, kommt es oftmals (z.T.
erst nach Jahren) zum Ausbruch von Krankheiten, die zunächst unerklärlicherweise jeder
Therapie trotzen.
Solch eine Störung wird jedoch von behandelnden Ärzten nur selten mit Narben in
Zusammenhang gebracht.

So ist es angebracht, Klienten <u>vor jedwedem Behandlungsansatz</u> nach Narben zu befragen. Auch bei der Selbstbehandlung ist es ratsam, dafür Sorge zu tragen, dass alle Narben für den Energiefluss durchlässig sind.

Eine Narbe stellt nur dann eine Unterbrechung des Energieflusses dar, wenn sie <u>Meridianverläufe</u> durchquert und somit im Meridiansystem Energieaustausch und -weitergabe verhindert.
Der Behandlungserfolg einer Narbenentstörung zeigt sich dann oft schlagartig nach einer einzigen Sitzung.

Es lohnt sich, die Merdidianverläufe zu studieren

Wenn Sie sich über Merdidianverläufe kundig machen möchten, empfehle ich dafür den *dtv Akupunkturatlas* von Carl-Herrmann Hempen.

Erst durch das Studium dieser Verläufe beginnt man zu verstehen, auf welche Weise alle Körperregionen miteinander verbunden sind und weshalb dann beispielsweise die Lungenenergie eine Entsprechung am Daumennagel haben kann. Und es erklärt sich, dass neuralgische Schmerzen im Gesicht an der Wade behandelt werden können (Japanisches Heilströmen).

Wenn man den Verlauf der Meridiane, durch die Lebensenergie über die gesamte Körperoberfläche fließt, nachvollziehen kann, wird plötzlich verständlich, wo und wie unser gesamtes Funktionssystem mit einander vernetzt und verbunden ist.
Die Lebensenergie durchfließt die Meridianverläufe in ihren Haupt- und Nebenbahnen und, managt unser Inneres Heilsystem, unser Reparatur- und Regenerationssystem.

Von einem ungestörten Strömen der Lebensenergie in den Meridianverläufen ist Gesundung und Gesundheit grundsätzlich abhängig.

Wann ist Selbsthilfe ausreichend, wann ist therapeutische Hilfe nötig?

Bei Alltagsproblemen eignen sich die <u>Meridian-Energie-Technik</u>en sich hervorragend zur Selbsthil
fe. Aber nicht immer reicht diese aus.

So sehen wir uns gelegentlich vor die Entscheidung gestellt, wo wir selbst tätig werden können, und wann es erforderlich ist, therapeutische Hilfe in Anspruch zu nehmen, wenn ein Lebensthema zu groß ist für die Selbsthilfe, wenn es uns über den Kopf wächst.
Wenn wir vermuten müssen, dass ein krankhafter Befund den Beschwerden zugrunde liegen ist es unabdingbar, kompetente therapeutische Unterstützung in Anspruch zu nehmen.
Wir alle sind heute aufgefordert, die Verantwortung für unsere Gesundheit und das seelische Wohlergehen, selbst in die Hand zu nehmen und alle, uns zur Verfügung stehenden, natürlichen Möglichkeiten dafür zu nutzen. Das Meridianklopfen kann sehr wohl dabei helfen, seelische Lasten abzuwerfen, aufzuräumen in unserem Gefühlsleben, und dadurch dem Schicksal freudig entgegen zu gehen.

Tiefsitzende Verwundungen jedoch, oftmals Süchte, chronische Krankheiten, ernsthafte Lebensprobleme, bedürfen der Behandlung durch eine erfahrene, mitfühlende Therapeutin, oder eines Therapeuten.

Es sind oftmals viele unerwartete Aspekte eines Problems, die sich während eines Behandlungsablaufes ergeben, wenn ein verständnisbereiter Mitmensch mit geschulten Ohren „hinhört" und dadurch in der Lage ist, die Führung durch Gefühlswirren zu übernehmen und dabei hilft, Probleme aufzulösen.
Man selbst ist für die vielen Facetten, die bei der Bearbeitung der eigenen (verwundeten) Gefühle zutage treten, meistens „betriebsblind". So lautet auch ein interessantes Gleichnis aus Therapeutenkreisen:

"Wer sich selbst behandelt, der wird von einem Esel behandelt!"

Dennoch möchte ich Sie dazu ermutigen, selbst sofort damit zu beginnen, sich in der Selbstanwendung zu beklopfen und den alltäglichen Ärger, Frust und auch die Empfindlichkeiten, die man so mit sich herumträgt, aus dem Weg zu räumen.
Auch schwelende Ungerechtigkeiten, die nie ausgesprochen werden konnten, lassen sich gut in Belanglosigkeit verwandeln, denen man keine Bedeutung mehr beimessen muss.

Entschärfen Sie selbst überschießende Emotionen. Erleben Sie, wie es sich anfühlt, frei von Ängsten und übertriebenen Sorgen den Schicksalsweg zu gehen.

Längst nicht jedes Problem bedarf des tiefgründigen therapeutischen Mitwirkens. Es sind in aller Regel ja die eigentlich belanglosen Dinge, mit denen man sich herumärgert. Und mit denen kann sich jeder erfolgreich selbst auseinandersetzen.

Es tut so gut, wenn Frieden im Gemüt herrscht und man kann geruhsam, ohne sich aufzuregen, mit der Familie, den Kollegen, Ämtern umgehen und auch den Ballast, der einem aus Geschehnissen in der Vergangenheit noch auf der Seele liegt, ihre krankmachende oder zumindest kränkende Bedeutung nehmen.

„Innere Wunden zu heilen, das ist vornehmliches Ziel!"

Nur wenn das gelingt, ist ein wirklich schönes und unbelastetes Leben möglich. Mit Hilfe von Meridianklopfen kann dieses Ziel Schritt für Schritt erobert werden.

Wenn es aber in der Selbsthilfe „ernst wird", man spürt, dass man an seine Grenzen kommt und es „schmerzhaft" wird, ist es Zeit, sich nach kompetenter, therapeutische Hilfe umzuschauen.
Es lohnt sich, den Weg zu den eigenen Gefühlen, die noch unerlöst sind, anzutreten. Erst, wenn die INNEREN Wunden ohne Narben verheilt sind, ist ein wirklich befreites Leben, ohne Altlasten möglich.

ERFAHRUNGSBERICHTE
und Betrachtungen,
um Vorgehensweisen beispielhaft zu
verdeutlichen

Der Schlüssel zum Glück heißt DANKE

Ein paar kleine Tipps helfen dabei, den Tag zu einem Erfolgsmodell zu machen. Und zwar jeden Tag!

Die Frage, ob man sich glücklich oder unglücklich fühlt, hängt sehr von ab, ob man sich b e w u s s t macht, wie man seine eigene aktuelle und auch die gesamte Befindlichkeit beurteilt.

Die meisten Menschen verbleiben ausdauernd in einer Situation des Unglücklichseins und flitzen achtlos, im Gegensatz dazu, in Windeseile durch alle Situationen, die man (eigentlich) als glückhaft bezeichnen könnte.

Es scheint beinahe so, als hätte man Angst, im Glücklichsein zu verweilen.

Genauso kontraproduktiv verhält man sich oft bei Nachrichten, die man unerwartet erhält. Bei Schreckensnachrichten und Horrormeldungen z.B. guckt man erschrocken, aber interessiert hin. In den Medien gibt es dann riesige Auflagen oder große Zuschauerzahlen. Wenn es hingegen Erfreuliches zu berichten gibt, scheint das niemanden sonderlich zu bewegen. Wie beispielsweise, dass die Arbeitslosenzahlen unerwartet deutlich sinken, oder die Wirtschaft boomt. Derartige Nachrichten sind offenbar kaum eine Schlagzeile wert, sie werden eher nebensächlich erwähnt.

Und besonders in den jetzigen Krisenzeiten, in denen es vielen Leuten in wirtschaftlicher oder gesundheitlicher Hinsicht nicht ganz so toll geht, wird bevorzugt geklagt. Dabei gelingen auch in den sorgenvollsten Lebensphasen Erfolge. Diese aber treten meistens hinter einer negativen Stimmung, die dann alles zu überlagern scheint, weit zurück.

Aber Vorsicht mit den Äußerungen und Gefühlen – unser Unterbewusstsein glaubt es uns, wenn wir alles so schrecklich finden.

Und das ist fatal, weil wir von diesem Unterbewusstsein immer Unterstützung erhalten - und zwar in unserem gesamten Denken und Fühlen und in Bezug auf alle Pläne, die wir

haben. Leider aber eben auch, wenn wir ausdauernd negativ denken.
Dabei liegt es an uns selbst, die Gedanken gezielt in eine positive Richtung zu lenken!
.

Dieses, unser Unterbewusstsein nämlich, steht ja in engem Zusammenhang mit unserem Heilsystem, auch mit der Seelenlage, mit Zuversicht, mit Unternehmungslust und Ideenreichtum und es liegt weitgehend an uns selbst, wo wir Unterstützung erfahren, oder wo wir uns selbst blockieren und geplantes Vorwärtsgehen **_de_**-montieren. Es sind nicht immer nur die äußeren Umstände, die schuldig sind an einer Lebensphase, die nicht so verläuft, wie wir es wünschen. Oft sind Geschehnisse auch **_Re_**-Aktionen auf Denken und Handeln.

Zweifelsfrei liegt es in erster Linie an uns selbst, wie wir mit dem Schicksal und auch mit Schicksalseinbrüchen umgehen können und ob wir uns von ihnen niederknüppeln lassen oder ob wir sie besiegen.

Um den Schicksalsweg leichtfüßig gehen zu können und sich von Schicksalseinbrüchen nicht unterkriegen zu lassen, ist es wichtig, allen Herausforderungen mit Optimismus zu begegnen.

Wer in jeder Lebenslage optimistisch bleibt, den kann nichts umwerfen, der kommt auch mit den schwierigsten Situationen zurecht und – mit Optimismus ist ein glückliches Leben g a r a n t i e r t. Ein lohnendes Leben ist auch in schweren Zeiten möglich.

Wie aber ist dieser Schatz zu heben. Wie kann es gelingen, eine allzeit optimistische Betrachtungsweise j e d e r Situation entgegen zu stellen?

Yin und Yang weisen den Weg
Betrachten wir dazu einmal die asiatische Lebensphilosophie von Yin und Yang, die für harmonischen Ausgleich steht.
Yin steht für das weibliche Prinzip, Yang für das männliche.
<u>Yin</u> wirkt harmonierend, bewahrend, *<u>Yang</u>* ist explosiv und heißblütig aber schöpferisch.
Nur dann, wenn diese beiden Prinzipien vollkommen ausgeglichen sind, wenn sie in perfekter Harmonie zueinander stehen, einander also ergänzen, kann Heilung von Körper, Geist und Seele erfolgen, blühen die Geschäfte, gelingen die Pläne und Projekte. Auch

beim Bewältigen des Schicksals geht es genau darum. *Genau das ist der Trick! Problemen müssen heitere Gedanken entgegengesetzt werden, um sie zu neutralisieren. Und das als wichtiges Prinzip.*

Lassen wir so viele Sorgen und negative Gedanken in unser Leben, dass sie alle unsere Gedanken einnehmen, dass sie den Alltag ausfüllen und wir alles nur noch in hellschwarz und dunkelschwarz wahrnehmen, dann ist es sehr schwer, wieder eine Lebensleichtigkeit zu erlangen. Es ist nur eine Frage des regelmäßigen Trainings, den Sorgen, den schweren Gedanken und sogar den Notzeiten, ein heiteres Herz entgegen zu setzen.

Auch hier geht es also um Ausgleich, genauso, wie beim Yin und Yang.

Wir sind ungerecht…
Wenn wir der Überzeugung sind, nur hilflose Opfer zu sein, dass uns in dieser Situation oder eigentlich immer oder ganz oft, Unrecht geschieht, uns absolut nichts gelingen will, dass ein Schicksalsschlag nach dem anderen uns ereilt und Sonne nicht in Sicht ist - geschieht es uns ganz genauso, wie es erwartet wird.
Solche Sicht der Dinge ist wirklich in erster Linie eine Frage der Wahrnehmung.
Tatsächlich ereignen sich, auch an trübe empfundenen Tagen, an jedem Tag unzählige Dinge, die es wert sind, dafür DANKE zu sagen. Das sind dann Glückspunkte des Tages, die es zu sammeln gilt. Wer ganz bewusst wahrzunehmen bereit ist, welches kleine und größere Glück ihm Tag für Tag zuteil wird, relativiert seine Sorgen und nimmt ihnen damit ihre übergroße Macht. Und genau hierin findet sich das Geheimnis von erlebtem Glück.

Es gilt nun, bewusst frohe Gedanken zu installieren. Und diese müssen so reichlich ausfallen, dass sie die düsteren Gedanken nicht nur ausgleichen, sondern weit hinter sich lassen können. Sie wirken übrigens auch dann, wenn man ihren Inhalt nicht sofort mit Überzeugung nachvollziehen kann.

Nun fragen sich viele Leser sicherlich, wie „so schlaue Ratschläge" sich auch verwirklichen lassen, wenn eine Familie in wirkliche Not gerät, wenn Arbeitslosigkeit droht, wenn das Haus versteigert werden soll, wenn ein Angehöriger oder man selbst krank wird, wenn Mobbing geschieht, wenn auf allen Ebenen einfach „kein Land in Sicht" ist. *Erst recht in Notzeiten ist es wichtig, ein heiteres Herz zu bewahren und Kraft zu sammeln, damit eine solche Zeit einen nicht überholt, man es schafft, Lösungen zu finden, oder die Stärke hat, liebe Menschen zu unterstützen, oder Hilfe anzunehmen.*

Der Schlüssel für glückliche Momente, ja für ein glückliches Leben ist, sich bewusst zu machen, welche wunderbaren Geschehnisse der Tag bereithält. *Jeder Tag!* Und von solchen Momenten gibt es unzählige, wenn man bereit ist, sie wahr zu nehmen.
Das Wort DANKE hilft dabei ungemein. Wir sind geneigt, es für selbstverständlich zu halten, wenn uns Gutes wiederfährt und erwähnen es nicht explizit. Eigentlich nehmen wir das meistens nicht einmal zur Kenntnis.

Worauf das Unterbewusstsein hört
Alle Botschaften an unser Unterbewusstsein sind umso wirkungsvoller, je mehr sie mit Gefühl versehen sind. Worte, mit Inbrunst, voller Überzeugung gesprochen, erreichen ihr Ziel leichter, als einfach nur daher gesprochene Formulierungen. Also - werden Sie nicht müde, sich täglich auch für die gleichen Dinge und Geschehnisse zu bedanken, die Ihnen besonders am Herzen liegen. Denn: *ständige Wiederholung gibt Programm!*

Ich mache ich Ihnen nachfolgend ein paar Vorschläge, wie Sie mit DANKE solche Ereignisse künftig sorgfältig registrieren und aussprechen können. Sie werden erstaunt sein, wie viele es sind. Manche von ihnen sind winzig klein, aber sie gewinnen an Bedeutung, wenn man sie *wahr*-nimmt.
Ich versichere Ihnen, dass Sie es mit dieser kleinen *DANKE-Methode* viel leichter schaffen, negativen Aspekten in Ihrem Leben den Garaus zu machen. Probieren Sie es aus!

Danke für diese Nacht, in der ich so gut geschlafen habe
Danke dafür, dass dieser gute Schlaf meine Gesundheit repariert hat
Danke, dass ich jetzt die Energie habe, den Tag fröhlich und aktiv zu beginnen
Danke, dass ich heute Morgen leckeres Obst essen konnte
Danke, dass duftender Kaffee mich verwöhnte
Danke, dass ich gleich in der frischen Luft zu meinem Auto laufen kann

Danke, dass ich vor dem Büro einen Parkplatz gefunden habe
Danke, dass ich so nette Kollegen habe
Danke dass ich einen sicheren Arbeitsplatz habe
Danke, dass ich in der Mittagspause in der Sonne sitzen kann
Danke, dass ich heute die Probleme von mehreren Kunden lösen konnte
Danke, dass ich mich mit abends mit Freunden verabreden kann
Danke, dass ich meinen „inneren Schweinehund" für etwas Sport überwinden konnte
Danke, dass ich mich mit meiner Schwester wieder vertragen habe
Danke, dass meine Blumen auf dem Balkon so gut gedeihen
Danke, dass ich eine so interessante Fernsehsendung sehen konnte
Danke, dass ich mit meiner Bank eine bessere Vereinbarung treffen konnte
Danke, dass ich mich mit dem Finanzamt einigen konnte
Danke, dass ich die Missverständnisse mit meinem Partner ausräumen konnte
Danke, dass ich meine Krankheit überwinden konnte
Danke, dass ich die wunderschönen Vögel beobachten durfte
Danke, dass ich bisher für alle großen und kleinen Probleme eine Lösung finden konnte
Danke, dass ich mich so gut fühle
Danke, dass ich so nette Menschen kenne
Danke, dass ich auch in Notzeiten immer einen Ausweg gefunden habe
Danke dafür, dass die Sonne heute scheint
Danke, dass eine Fremde mich so herzlich angelächelt hat
Danke dafür, dass ich das Computerprogramm verstanden habe
Danke für das schöne Essen heut Mittag
Danke, dass ich eine warme Stube habe

Diese Liste lässt sich ***unendlich*** fortsetzen. Beginnt man einmal mit einer Aufzählung, wofür man sich bedanken kann, findet man gar kein Ende. Machen Sie es sich zur PFLICHT, sich jeden Tag für alles zu bedanken, was Ihnen einfällt und Sie werden erkennen, wie reich Ihr Leben bereits ist.

Scheuen Sie sich nicht, sich auch für das zu bedanken, was Sie sich wünschen und was sich <u>noch nicht</u> erfüllt hat, so als hätte es sich schon erfüllt. Versehen Sie solchen Dank

mit innigem Gefühl, damit sich ein solcher „Wunsch" leichter erfüllen kann. Beispiele:
Danke, dass ich einen guten Beruf habe
Danke, dass ich gut verdiene
Danke, dass ich eine schöne Wohnung habe
Danke, dass ich mein Haus gut verkaufen kann
Danke dass ich nette Freunde gewinnen kann
Danke, dass meine Mutter ganz gesund wird
Danke, dass sich meine Sorge wegen… als unberechtigt herausstellt
Danke, dass ich eine so gute Gesundheit erobern kann
Danke, dass ich meine Grippe so schnell überwinden kann
Danke, dass sich mir „alle Wege freundlich entgegen neigen" (aus dem Tao)
Danke, dass meine Familie eine glückliche Gemeinschaft wird und ist
Danke, dass ich die Differenzen mit meinem Bruder beilegen kann

Versehen Sie solche Danksagungen auch mit der genauen bildlichen Vorstellung der erfüllten Situation und so starken Emotionen, wie Sie aufbringen können.

Ein Dankeschön sollte mit einem guten und ehrlichen Gefühl versehen sein. Was zunächst vielleicht mit etwas Skepsis und Ungläubigkeit formuliert wird, ist schnell eine liebe Gewohnheit, die jeden Tag bewusst macht, dass die guten Erfahrungen tatsächlich überwiegen.

Sie werden erstaunt sein, was da so alles zusammenkommt. Man kann sich bedanken für ein schönes Essen, den Duft von Blumen, für Wind und Regen, für ein erholsames Bad, für das Beisammensein mit lieben Menschen, für Gesundheit, klares Denken, dass man satt wird, ein Dach über dem Kopf hat, einen Regenschirm bei Unwetter, dafür dass man überhaupt leben darf, dass man ohne Schmerzen ist, dass der Schmerz aufgehört hat, und und und....

Bedanken Sie sich, wo Sie gehen und stehen, wann und wo es Ihnen einfällt.
Sie werden erleben, dass Ihr Leben eine andere, eine bessere, eine intensivere Qualität erhält! Probieren Sie es. DANKE wird Ihr Schicksal leichter machen. Versprochen!

Sie fragen, ob ich meine „Weisheiten" für mich selbst anwende? Aber klar doch. Meistens jedenfalls. Auch ich neigte gelegentlich dazu, mich unterkriegen zu lassen, von Befürchtungen und manchmal auch von Traurigkeit.

Mir hat erst eine **bessere Ernährung** (Trennkost), später das **Japanische Heilströmen**, und folgerichtig dann auch das **Meridianklopfen** sehr geholfen, eine größere Gelassenheit zu erreichen. Und dann lernte ich es auch, mit meinem Unterbewusstsein zu kommunizieren.

Das **BSFF - Be Set Free Fast** ist heute mein bevorzugtes Instrument für diese Kommunikation und auch mein Rahmen, um mein DANKE nicht mehr zu versäumen.

Das DANKEN hat einen festen Platz in meinem Alltag bekommen. Dies völlig unabhängig von den aktuellen Geschehnissen. Es macht glücklich und das Glück wird einem (wieder) bewusst.

Wenn ich dann mal niedergeschlagen bin, erstaunt es mich immer wieder, wie schnell sich mein Unterbewusstsein davon überzeugen lässt, dass ich genug Grund habe, um DANKE zu sagen.

Vielleicht haben Sie ja Lust, diesen DANKE-Artikel, gekoppelt an ein Blümchen, lieben Menschen zu schenken, von denen Sie glauben, sie hätten ein wenig Motivation in diesem Moment nötig.

Möglicherweise erhalten Sie dafür ja auch ein freundliches DANKE.

Sie können den Artikel (kostenlos natürlich) gerne von folgender Website herunterladen:
www.ingrid-schlieske-downloads.de
Dort finden Sie noch andere Geschenke von mir an Sie, die Ihnen Freude machen könnten, oder nützlich für Sie sind..
Viel Spaß beim Stöbern

Angst als Schutzfunktion
Beitrag für die Zeitschrift BIOLINE, von Heilpraktikerin, *Conny Fies, 71711 Steinheim*

Manchmal ist es gar nicht so einfach für mich, bei Patienten die wahre Ursache für ihre Beschwerden herauszufinden.

Der Grund für ihr Erscheinen in meiner Praxis ist oftmals in Wahrheit ein ganz anderer als der, der mir angegeben wird. Das aber ist den Patienten so nicht bewusst. Besonders deutlich wurde mir ein solches Phänomen kürzlich, als ich von einer bildhübschen, erst 22 Jahre alten Frau, Sonja V., aufgesucht wurde.
Eigentlich kam sie wegen ihrer panischen Angst vor Zahnarztbehandlungen. Das machte jeden Termin beim Zahnarzt zu einer Tortur. Schon Wochen vorher wurde die junge Dame von Panikattacken gequält. Der Gedanke daran, was ihr bevorstand, überschattete die gesamte Zeit vor dem Termin. Diesen nahm sie dann nur wahr, weil sie eine disziplinierte und zuverlässige Person ist. Allerdings musste ihr Freund sie jedes Mal begleiten, weil sie befürchtete, dass der Mut sie wieder verlassen würde, wenn sie vor der Zahnarztpraxis stände.
Beim Einführungsgespräch in meiner Praxis stellte sich heraus, dass Sonja V. auch in anderen Situationen von unerklärlicher Angst geplagt war.

So fürchtete sie sich davor, dass ein Mann ihr im Dunkeln auflauern könnte, um sie mit einem Messer zu bedrängen.

Diese Vorstellung zwang sie dazu, ständig, überall in allen Ecken des Hauses nachzuschauen, um sich davon zu überzeugen, dass sich da wirklich niemand versteckt habe. Ihr Verhalten war ihr auch deshalb so unangenehm, weil sie gerade mit ihrem Freund zusammenziehen wollte. Was musste er von ihr denken, wenn sie sich so seltsam benahm?
Meine erste Vermutung war, dass es Spritzen oder Messer sein könnten, durch die meine Patientin in Angst und Schrecken versetzt wurde. Zahnarzt und Messermann

wiesen darauf hin. Ich schlug meiner Patientin vor, mit Hilfe der **Meridian-Energie-Technik (M.E.T)** dieses Thema zu **beklopfen.**

Die Behandlung allerdings brachte zunächst nur ein geringfügiges Ergebnis. Sonja V. gab ihr Befinden auf der Skalenbemessung nun mit 8 von vorher 9 Einheiten an. In einem weiteren Gespräch über die Gefühle meiner Patientin stellte sich heraus, dass sie sich nicht so sehr vor spitzen Gegenständen oder vor den Folgen eines Überfalls fürchtete, sondern viel mehr davor, dass sie unvorbereitet überrascht werden könnte, dass ihr möglicherweise etwas geschehen würde, auf das sie nicht gefasst wäre. Und eine solche Angst würde im Hintergrund eigentlich immer vorhanden sein, auch wenn es sich um andere Situationen gehandelt hatte.

Mir ging ein Licht auf: die junge Dame befand sich in einem andauernden Zustand der Anspannung, sie konnte nicht loslassen und sich vertrauensvoll dem Moment hingeben. Das deutete darauf hin, dass sie Angst vor Kontrollverlust hatte.

Als ich ihr das sagte, brach sie in Tränen aus und konnte gar nicht aufhören zu weinen. Unter Schluchzen gab sie mir zu verstehen, dass sie gar nicht wusste, weshalb sie jetzt derart weinen musste.

Als sie sich etwas gefasst hatte, konnten wir mit dem Beklopfen des erkannten Aspektes fortfahren. Es stellte sich dabei heraus, dass die junge Frau ihre Angst als Schutz betrachtet hatte. Sie hatte gemeint, dann vorsichtiger zu sein. Unsere Themen waren also:

„Obwohl ich immer alles kontrollieren muss, liebe und akzeptiere ich mich so, wie ich bin"

„Obwohl ich glaube, dass ich alles unter Kontrolle haben muss, liebe und akzeptiere ich mich so, wie ich bin"

„Obwohl ich glaube, ohne Angst schutzlos zu sein, liebe und akzeptiere ich mich so, wie ich bin"

Wir fanden zu diesem Thema noch eine Reihe von Aspekten, die wir einzeln beklopften.

Nach diesem Segment ging es der Patientin sichtlich besser. Sie atmete tief auf und strahlte jetzt über das ganze Gesicht. Ihre Aussage war: „Jetzt reicht es mir! Ich bin ganz geschafft! Jetzt hören wir auf!"

Bei der späteren Rückmeldung, um die ich alle Patienten bitte, bestätigte sie mir, dass sie sich wie befreit fühle. Sie kann jetzt gar nicht begreifen, wie sie vorher mit dieser ständigen Angst hatte leben können. Im Rückblick scheint ihr diese völlig irreal und ganz unverständlich.

Bei weiteren vier Sitzungen beklopften wir auch andere Aspekte, die meiner Klienten im Zusammenhang mit der erlebten Angst noch einfielen. Dazu gehörte:

- die Angst, dass die Angst wieder zurückkommt,
- die Befürchtung, dass das Gefühl der Freiheit nicht anhält,
- Unterschiedliche Gründe, die zu diesem Kontrollbedürfnis geführt haben könnten (diese wurden einzeln benannt)
- Dafür gingen wir weit in die Kindheit der Patientin zurück.
- Ihr fielen eine Reihe von Situationen ein, die mit ihrer Entwicklung in Zusammenhang stehen könnten.
- Dazu gehörte auch die Haltung ihrer Eltern und Geschwister, die dabei eine Rolle gespielt haben könnte.
- Aber auch Erlebnisse in der Schule mit Mitschülern und Lehrern fielen ihr in diesem Zusammenhang ein.

Von Mal zu Mal konnte meine Patientin an Mut und Kraft gewinnen. Angst, die über eine normale „Alltagsangst", wie sie jeder Mensch mal erlebt, wenn sie begründet, oder auch mal nicht begründet ist, hat sie nun gar nicht mehr.

Meine Patientin sagte zum Abschluss unserer Therapie:

„Ich wusste nicht, dass man sich so gut fühlen kann, wenn Angst im Leben keine Rolle mehr spielt. Ich vermisse sie kein bisschen ..!"

Für mich bestätigt sich an diesem Beispiel wieder einmal, welche Blockaden sich durch irgendein Erlebnis, an das man sich vielleicht gar nicht mehr erinnert, aufbauen können. Oftmals ist es auch eine Reihe von Geschehnissen, durch die eine solche Angst entstanden ist.

Langfristig kann so der Grundstein für körperliche Erkrankungen und in Folge davon auch für seelische Leiden gelegt werden.

Verschwindet die Angst, können krankmachende Blockaden sich leichter wieder auflösen und Heilenergie kann ungehindert und frei fließen.

Die Macht der Gene

Ilona Martin, Heilpraktikerin, 63679 Schotten

Sind wir den genetischen Dispositionen ausgeliefert, oder ist es möglich, sie auszuhebeln, sie praktisch zu überlisten und trotz ungünstiger Voraussetzungen, ein gutes und gesundes Leben zu führen?

Es ist richtig, dass genetische Dispositionen einen, nicht unerheblichen, Einfluss nehmen können für Krankheitsentstehung, für Suchtneigung und auch beim Entstehen von Übergewicht. Die Betonung liegt in diesem Fall auf k ö n n e n, nicht auf m ü s s e n.
Kaum jemand ist auf Grund seines genetischen Erbes dazu verdammt, genau den Krankheitsweg zu gehen, wie seine Vorfahren. Jeder Mensch hat bestimmte Anlagen. Stärken, aber auch Schwächen. Je nachdem, wie er damit umgeht, machen die Schwächen ihm zu schaffen, oder lassen sich sogar zu Stärken entwickeln. Dazu will ich zwei Beispiele aus meiner Praxis schildern, die beweisen können, wie man selbst aktiv an seinem Gesundheitsstatus mitzuwirken vermag:

1. Fall - Brustkrebsrisiko in der Familie

Eine meiner Patientinnen lebt seit vielen Jahren mit der Gewissheit, dass ihr Brustkrebsrisiko deutlich höher ist, als das der meisten Frauen. Ihre Großmutter und ihre Mutter sind an dieser Krankheit gestorben, ihre Schwester ist operiert worden.
Meine Patientin aber nimmt ihr Schicksal fest in die eigenen Hände. Sie ernährt sich gesund, sie treibt Sport, sie hat das *Meridianklopfen* erlernt, um ihre Angst zu minimieren und übt sich in gelassener Lebensart. Sie weiß, ihr Immunsystem ist ihr wichtigster Verbündeter. Das pflegt sie durch Stärkung von Körper und Seele. Sie gehört heute zu meinen stabilsten und gesündesten Patienten.

2. Fall - Rheuma hatte schon der Großvater gehabt

Ein Patient, 78 Jahre alt, schlägt seiner rheumatischen Veranlagung ein Schnippchen. Schon seit seinem etwa vierzigsten Lebensjahr drohte ihm Invalidität, wie auch schon seinem Großvater und Vater, die nicht sehr alt geworden waren. Mein Patient machte sich rechtzeitig kundig über alternative Heilmethoden, nachdem er von Seiten der Schulmedizin wenig wirkungsvolle Hilfe erfahren hatte. Von da an ernährte er sich insgesamt basenreich, er verzichtete auf Milchprodukte, aß bevorzugt vollwertige und biologisch angebaute Kost, kaum noch Tierisches, trank viel Wasser und mied Alkohol und Zigaretten. Dafür wandert er jeden Tag einige Kilometer und macht sehr diszipliniert Gymnastik. Zudem hat er gelernt, die **Meridian-Techniken** anzuwenden, was er seither fleißig jeden Tag praktiziert.

Er hat es geschafft, dass seine Gelenke wieder voll beweglich und gut belastbar sind, er sogar meistens schmerzfrei. Er lässt sich außerdem naturheilkundlich begleiten. Heute fühlt er sich so wohl, wie nie vorher. Und das mit fast 80 Jahren.

Beide Beispiele stehen exemplarisch für viele andere und zeigen, dass genetische Vorbelastung keineswegs ein unüberwindbares Schicksal sein muss, sondern in vielen Fällen eine Herausforderung, die man annehmen kann, um daran zu wachsen.

Menschen, denen das gelingt, haben in aller Regel eine weitaus bessere Lebensqualität, als oftmals Personen mit günstigeren Voraussetzungen, die ein gutes Gen-Erbe leichtfertig verspielen.

Wichtiges zum Thema Genetik und wie sie zu beeinflussen ist.
Neueste Studien scheinen zu belegen, dass es oftmals nur einer einzigen Generation bedarf, um Erbgut zu verändern. Im Laufe eines Lebens werden an die Erbsubstanz verschiedene chemische Schalter und Kontrollmoleküle angelagert, die ganze Abschnitte aktivieren oder stilllegen können. Daraus können sich Anfälligkeit für Krankheiten bis hin zu Krebserkrankungen ergeben. Frühere Studien gingen davon aus, dass besonders die mütterliche Linie Erbgutveränderungen weitergibt. Neue Forschungsergebnisse aber zeigen, dass auch der Lebensstil der Väter eine entscheidende Rolle für die Gesundheit der Nachkommen spielt.
Die Verantwortung für die Gesundheit der Kinder liegt demnach also nicht nur in der Erziehung und Ernährung, sondern hängt auch von den Genen der Eltern ab, auf deren Qualität jeder selbst durch seine Lebensweise Einfluss nehmen kann.

Wenn vergangene Zeiten unser heutiges Handeln bestimmen
Meridian-Energie-Therapeutin schreibt von einer Praxis-Erfahrung (auf Wunsch etwas verfremdet)

Oftmals sind es einfache Begebenheiten, die eine Auswirkung auf unser ganzes Leben haben. Positive Erlebnisse können später zu kostbaren Erinnerungen werden und uns auch Jahre danach noch erfreuen und Kraft geben.

Doch sind solche viele Begebenheiten negativ erlebte Erfahrungen, die nicht vollständig verarbeitet werden konnten. Oder aber es gibt Zeiten aus unserer Vergangenheit, die wir unbewusst festhalten wollen.

Zurückliegende und vielleicht gar nicht mehr bewusste Ereignisse, oder Erlebnisse aber, können uns immer wieder im täglichen Leben blockieren und beeinflussen.

Da kann es passieren, dass die, als längst verarbeitet oder vergessen geglaubte Begebenheit noch als Spur in unserem Energiesystem hängen geblieben ist.

Mit Hilfe des Meridianklopfens kann die Verarbeitung der zurückliegenden Ereignisse und Empfindungen nachgeholt werden, was oft mit einem Gefühl der großen Erleichterung verbunden ist.

Das Gehirn kann die Erlebnisse dann besser einordnen und als erledigt ablegen, so dass sie keinen Einfluss mehr auf das aktuelle Leben oder Handeln haben.

Meistens ist es einem gar nicht bewusst, dass Gefühle mit einem bestimmten Gegenstand, aber auch mit Nahrungs- oder Genussmittel verknüpft sind. Diese Verknüpfung bewegt dann in der Gegenwart zu Handlungen oder Bedürfnissen, deren Ursprung zunächst unerklärlich ist.

Ein Beispiel aus meiner Praxis zeigt eine solche Verknüpfung von Gefühlen, die aus der Kindheit herrühren, mit dem unbewussten Handeln in der Gegenwart deutlich auf. In dem nachfolgend von mir geschilderten Fall war ein solcher Zusammenhang zunächst nicht erkennbar und wurde eher zufällig offenbar. Durch den Verlauf der Behandlung mit dem Meridianklopfen konnte die entstandene Verknüpfung bewusst gemacht werden.

Meine Klientin schildert ihren Fall der Schoko-Nusscreme-Sucht:

„Seit meiner Kindheit esse ich jeden Tag Brot mit Schoko-NussCreme. Es gibt keinen Tag ohne! Wegen verschiedener gesundheitlicher Aspekte möchte ich mir das abgewöhnen. Ich musste feststellen, dass das so einfach nicht ist. Ich werde sogar sauer, wenn mich jemand damit aufzieht oder wenn auch der Zahnarzt mir speziell dazu rät, Schokocreme-Brote von meinem Speisenplan zu streichen.

"Ich fühle mich dann so, als ob man mir etwas wegnehmen will, was mir sehr wehtun würde."

Meine Meridian-Energie-Therapeutin beklopfte mit mir auf Grund meiner Bitte um Unterstützung, folgendes Thema:

„Obwohl ich nicht auf Schoko-Nusscreme-Brote verzichten kann, liebe und akzeptiere ich mich …. ..."

Ich fragte mich daraufhin: warum will ich nicht verzichten? Warum ist denn ein Tag ohne Schokocreme-Brot ein Tag, der sich schlecht anfühlt?
Meinen „Zwang", die Schoko-Nusscreme essen zu müssen, verstehe ich einfach nicht, schließlich habe ich doch den dringenden Wunsch, mich von diesem Zwang, ja es ist wie ein Zwang, zu befreien! Mir wird klar, dass ich schon aus früher Kindheit die Erinnerung an die Schoko-Nusscreme habe. Es war damals eine sehr schöne Zeit, die sich gut anfühlte, sicher, geborgen, ohne Verzicht oder Streit.
Meine Therapeutin erläuterte mir, dass ich mir mit diesem Genuss der Schoko-Nusscreme meine Sicherheit, mein Wohlgefühl und die künstliche Geborgenheit erhalten will.

Es ist erstaunlich, wie die alten Dinge durch die Klopfsätze benannt werden können und sich dabei auch Neues auftut.

Das letzte Glas Schoko-Nusscreme ist im Anbruch. Ich habe nun jeden Tag noch die Möglichkeit, ohne Stressgefühl Brote mit Schoko-Nusscreme zu essen. Meine Neugier ist groß. Wie wird es sein, wenn das Glas leer ist? Werde ich mir gleich ein neues Glas besorgen? Werde ich doch noch Entzugserscheinungen bekommen?

Derweil absolvierte ich einige Sitzungen, in denen alle Aspekte meiner „Sucht" beklopft werden. Ich benenne, was das Brot mit Schoko-Nusscreme in mir auslöst, was es mir bedeutet, was passiert, wenn ich es nicht mehr habe, weshalb ich es nicht verdient habe, ohne die Sucht zu sein, und so weiter. Zu meinem Erstaunen fallen mir unzählige Aspekte ein, die mir in den Sinn kommen, je weiter ich in das Thema „einsteige".

Es ist soweit! Der letzte Rest aus dem Glas mit Schokocreme wird nun rausgekratzt, es schmeckt ein wenig seltsam, irgendwie gar nicht mehr so lecker.

Unversehens ist es mir erstaunlicherweise zur Gewissheit geworden: „Nein, Schoko-Nusscreme brauche ich nicht mehr!"

Jawohl, und ich kann es kaum glauben: Jeder Supermarktbesuch in den kommenden Wochen ist tatsächlich ein Besuch ohne Schokocreme-Kauf und jedes Frühstück wird nun ohne die diesen Süßkram trotzdem genießerisch gestaltet.

Mit der Überwindung meiner Schoko-Nusscreme haben sich als „Nebenwirkungen" auch noch andere Ängste, Sorgen, negative Gefühle aus meinem Leben entfernt.

Es hat sich in vieler Hinsicht gelohnt, einmal ein wenig Ursachenforschung mit Unterstützung des Meridianklopfen zu betreiben."

====================

Diese kleine Schoko-Creme-Geschichte zeigt wunderbar auf, wie das Gehirn bestimmte Gegenstände, wie hier die Schoko-Nusscreme als solche und bestimmte Handlungen, wie das Essen des Brotes mit diesem Aufstrich, unbewusst mit einer Zeit in der Kindheit verknüpft hatte, in der die Gefühlswelt noch in Ordnung war. Der Geschmack erinnerte die Klientin an die glücklichen Zeiten und rief entsprechende Gefühle hervor.

Die Verbindung zwischen vergangenen Erlebnissen und den damit verbundenen Emotionen ist fest in unserem Gehirn gespeichert, bestimmt unbewusst aktuelles Handeln und kann auf lange Sicht sogar zu chronischen Gesundheitsproblemen führen.

Mit Hilfe des Meridianklopfens können solche Verknüpfungen, die aus dem Erleben in der Vergangenheit herrühren, ins Bewusstsein geholt und aufgelöst werden.

Solche Vorgehensweise kann praktisch auf alle Schicksalsthemen angewandt werden, denn es sind ja immer Begebenheiten und bewusste, oder unbewusste Erinnerungen, die Auslöser für gegenwärtige Probleme sind, die dann als Blockaden wirken und Krankheit auslösen können.

Ja, auch Süchte sind Krankheiten. Es sind nicht nur Drogen, die Süchte auslösen. Besonders bestimmte Nahrung, wie Süßigkeiten, ja sogar frisches Brot oder auch scharfe Gewürze, Lakritze, Kaugummi u.a., können Suchmittel sein.

Eine Sucht ist immer ein Störfaktor im Energiesystem. Alles, was den natürlichen Ablauf aller Funktionssysteme stört, wirkt als eine Blockade, die den ungestörten Fluss der Lebensenergie in den Meridianverläufen hemmt.

Das Meridianklopfen kann nachhaltig dabei helfen, die Auslöser von Sucht und Blockaden frei zu legen und ins Bewusstsein zu rücken.

Die Erinnerung kann dann nachträglich in die richtige Schublade einsortiert werden und somit können selbstbestimmte Entscheidungen für oder gegen das Suchtverlange getroffen werden.

In unserem Fall wird in der Zukunft wieder ein gemäßigter Genuss von Schoko-Nusscreme wieder möglich, ohne, dass dieser gleich als Auslöser für ungehemmten Schoko-Nusscreme-Konsum wirkt.

Die Voraussetzung dafür ist, dass die Klientin weiter an Ihrer Persönlichkeit durch konsequentes Bewusstmachen arbeitet, wie dies beispielsweise mit ,Merdianklopfen, auch in der Selbsthilfe, möglich ist.

Erfolgreiche Selbständigkeit mit Meridianklopfen

Um beruflichen Erfolg zu haben, reicht es heute nicht mehr, fleißig zu sein und sein „Handwerk" zu beherrschen. Heute wird es oft nötig, dafür z.B., Öffentlichkeitsarbeit zu betreiben, um sich in der Region oder überregional bekannt zu machen.

„Moderne, oft radikale Werbemaßnahmen" sind für jede Branche erforderlich. Dafür bedarf es eines tüchtigen Umdenkens und Ideenreichtum. Bei dem heute herrschenden Wettbewerb allerorts muss man sich auch fleißig tummeln, um mithalten zu können mit der Konkurrenz, oder besser noch, ihnen entscheidende Schritte voraus zu sein. Dafür ist es wichtig, sich auch entsprechend präsentieren zu können. Dies im Kundenumgang, oder auch in der öffentlichen Darstellung.

Erfolg beginnt mit der richtigen Einstellung zu den angestrebten Zielen und der mentalen Kraft, die nötig ist, berufliche Hürden zu überwinden. Mit Hilfe des Merdianklopfens kann die dafür erforderliche Kraft, auch geistige Kraft, gestärkt werden, „hausgemachte *Erfolgsverhinderer*" werden dabei erkannt. Hier lohnt sich die t ä g l i c h e Anwendung des Merdianklopfens, auch und besonders in der Selbsthilfe.

Beispiele für Aspekte zum Thema, die zeigen, dass die Emotionen maßgeblich sind::

Obwohl ich große *Angst* davor habe, dass meine Selbständigkeit trägt…

…meine *Angst*, nicht so erfolgreich zu sein, wie das nötig ist, … meine *Angst*, mich zu blamieren, …meine *Angst*, dass mein Konzept nicht genügend Interessenten findet, …meine *Befürchtung*, dass ich die Zeit bis zum Erfolg finanziell nicht durchhalte, …meine *Panik* davor, dass ich krank werden könnte und ausfallen, … meine *Schwäche* in Bezug auf kaufmännische Leistungen, …meine *Angst*, dass sich die Wirtschaftslage zu meinem Ungunsten ändert**…..**

Beklopfen Sie a l l e Aspekte, die Ihnen sonst noch zu schaffen machen könnten und die Sie als eigene Schwächen empfinden.

Zu einer gelungenen Selbständigkeit gehört es heutzutage auch, dass man ohne Angst mit seinen Kunden oder den zukünftigen Kunden umgehen kann.

Zum Hochklopfen aller Chancen, Kräfte, gute Ideen und mentale Stärke, die Sie brauchen, nutzen Sie **Thymusklopfen** und beauftragen Sie in Extrasitzungen Ihr Unterbewusstsein mit *BSFF*, Ihnen bei <u>jedem einzelnen Schritt</u> behilflich zu sein.

Kreatives Denken

Auf wunderbare Weise werden durch positives, freudiges Denken die eigenen Lebenspläne unterstützt. Jedermann kann es lernen, die eigenen Gedanken; für beruflichen Erfolg, für Beziehungen, für die Gesundheit zu nutzen.
Wer positiv denkt, ist mehrfach gesegnet. Für ihn ist der Himmel blauer, das Gras grüner, die Menschen freundlicher, das Leben schöner. Probleme, Krankheiten, Krisen werden leichter überwunden, weil die unumstößliche Gewissheit für gutes Gelingen alles Handeln begleitet. Wer positiv denkt, ist selbstbewusster und viel, viel stärker.

In letzter Zeit bin ich sogar „Warnungen vor dem positiven Denken" begegnet. Angebliche „Fachleute" gehen so weit, vor nicht zu unterschätzenden Risiken zu warnen. So hat der Psychotherapeut Günter Scheich kürzlich ein Buch in den maßgeblichen Medien, mit dem Titel „Positives Denken macht krank" (!), vorgestellt. Er vertritt darin die Ansicht, dass unrealistische Wunschvorstellungen, wenn sie sich nicht verwirklichen lassen, zu ernsthaften Depressionen führen können.

Ich kann mich nur darüber wundern, dass derartige Verlautbarungen überhaupt Beachtung finden.

Nein, einer solchen Meinung will ich mich in keinem Punkt anschließen. Vielmehr vertrete ich vehement die Liga der Zuversicht und der Auffassung, dass sich heiße Wünsche und kreative Ideen durchaus realisieren lassen.

Es muss sicherlich nicht zusätzlich erläutert werden, dass sich solche Wunsch-vorstellungen selbstverständlich im Rahmen der eigenen, sehr persönlichen Möglich-keiten bewegen müssen

Ich habe freilich keine Chance auf Erfüllung meiner Ideen und Pläne, wenn:

- ich mir wünsche, ein berühmter Sänger zu werden und habe gar kein Talent dafür, dann gehört eine solche Vorstellung sicherlich in den Bereich bloßer Phantastereien.
- ich eine kleine Dicke bin, kann ich kein hochgewachsenes Model auf den Laufstegen der großen Modeschöpfer werden.
- ich kein brennendes Interesse am Finanzwesen habe und auch keine fundierten Kenntnisse darüber, werde ich wohl kaum ein erfolgreicher Börsianer sein können.
- ich mir wünsche, im Lotto zu gewinnen, ist das nun wirklich reiner Zufall, wenn diese Vorstellung eintrifft und hat mit meiner Gedankenwelt nur wenig zu tun.

Habe ich jedoch einen Lebenswunsch und bin bereit, den manchmal etwas mühsameren Weg zu gehen, der zu seiner Verwirklichung führt, kann mir das sogenannte „positive Denken" ungemein behilflich sein.

Unzählige Male habe ich zur Kenntnis nehmen dürfen, wie das bloße Verändern von destruktivem Gewohnheitsdenken hin zur zuversichtlichen Gewissheit, den Lebensweg, ja das gesamte *Er*-leben eines Menschen, verändert.

Die Voraussetzung dafür ist allerdings, dass das Denken auf die richtige Weise erfolgt. Ich blicke oft in staunende Gesichter, wenn ich den Teilnehmern meiner Affirmations-Workshops anhand ihrer alltäglichen Aussagen *nachweise*, wie sie ihr Unterbewusstsein, ohne es zu ahnen, von morgens bis abends negativ programmieren.

Negatives Denken ist nach Ansicht der meisten Bürger, nach noch nie von ihnen praktiziert worden. Die Angesprochenen äußern vielmehr, wenn man sie nach ihrer Grundhaltung fragt, erst einmal im Brustton der Überzeugung: „Ich bin doch ein ausgesprochener Optimist. Ich denke auf jeden Fall positiv!"

Erst bei näherem Hinsehen erweist sich, dass die Denkmuster oftmals genauso destruktiv gefärbt sind, wie so viele der gewohnheitsmäßig, täglich unbewusst verwendeten Aussagen.

Wer ahnt denn schon, dass ganz gewöhnliche Sätze, die wir wie selbstverständlich pausenlos von uns geben, in Wahrheit bereits die Negativrichtung einläuten und dieses bei ständiger Wiederholung so fest verankern, dass sie zum Lebensprogramm wird.

Beispiele für alltägliche Sprüche, die sich als feste Glaubenssätze in unser Unterbewusstsein geprägt haben – und was in Wirklichkeit dahinter steckt:

Ich hoffe mal, dass es so ist…
> In diesem Satz ist die Möglichkeit es Scheiterns bereits enthalten

Eigentlich bin ich skeptisch…
> Ich bereite mich schon mal auf das Missglücken des Projektes vor

Das gelingt mir ja doch nicht…
> Ich selbst bin es, die/der sich nichts zutraut. Damit blockiere ich jedes Gelingen

Schau'n wir mal, ich warte lieber ab…
> Ich werde nicht selbst aktiv, beuge mich meinem Schicksal

Ich nehme lieber gleich das schlimmste an, dann bin ich später nicht enttäuscht…
> Ich erwarte das Schlimmste und versorge das mit überzeugter Energie

Prüfen Sie also einmal, was Sie selbst täglich so äußern. Sind nicht auch, von Ihnen gänzlich unbemerkt, Sätze dabei, die negativ gefärbt sind?
Diese Art von Kommunikation aber zieht uns herunter, sie schwächt auf allen Ebenen.
Sie behindert Erfolgswege, sie verzögert Heilung und sie macht mutlos.

Ganz anders sieht es aus, wenn wir immer und grundsätzlich mit dem Gelingen unseres Handelns rechnen.

Welches sind denn die Menschen, denen alles nur so zuzufliegen scheint? Sie schaffen ihr Tagespensum offenbar mühelos. Sie sind umgeben von einer Aura der Stärke und der positiven Energie. Andere Menschen suchen die Gesellschaft von solchen Glückskindern. Gleichsam als wollten sie sich aufladen an deren Kraftfeld.

Wie fühlen sich hingegen die Miesepeter? Sie werden eher gemieden. Man will langfristig nichts zu tun haben mit den ewigen Pessimisten. So als hätten diese eine ansteckende Krankheit, dessen Umfeld man meidet, um nicht mitbetroffen zu sein. Und so ist es auch.

Negative Erwartungen stecken an, wie ein giftiges Virus!

Ein anderes Phänomen ist, das sich Negativlinge oft zueinander gesellen, weil man gemeinsam das Klagelied singen will.
Hier sieht der eine die Bestätigung durch den anderen, weil doch alles so schlecht ist und sowieso keinen Zweck hat... Man badet im eigenen Elend, aus dem kein Hoffnungsstrahl dringt, aus dem es kein Entrinnen gibt..

Negative Erwartungen werden auf diese Weise regelrecht potenziert und – erfüllen sich erwartungsgemäß.
Mit Hilfe des Merdianklopfens ist es leicht und wird immer leichter, dem Unterbewusstsein positives Denken als Grundeinstellung zu vermitteln.

Ein Fall von Umkehr der Gedankenmuster mit Meridianklopfen

Kleine Erkenntnis, große Wirkung

Frau S. aus meinem Kurs war mir aufgefallen, weil es ihr so sehr schwer fiel, alte Muster loszulassen. Einer ihrer bevorzugten Einwände war: „Ja, aber..." Sie meinte, man könne doch nicht von heute auf morgen anders denken, anders reden, anders handeln.

Mein Vorhalt war, dass jeder ihrer Gedanken eine Prägung setze. Diese würde immer stabiler und stabiler. Eine Chance, sie aufzulösen, bestünde nur dann, wenn die Prägung bewusst durch eine andere starke Prägung ersetzt würde. „Ja, aber...!"

Viele Teilnehmer in den Seminaren können ihre Gewohnheitsmuster nach gemeinsamen Analysen leicht erkennen und gut annehmen. Die Arbeit mit ihnen ist fruchtbar, und ich kann sicher sein, dass mit dem Erkennen des eigenen Verhaltenssystems ihre erfolgreiche Trainingsstrecke beginnt. Bei meiner Frau S. aber hatte ich nicht das Gefühl, dass sich in ihrem Leben auch nur das Geringste durch mein Einwirken verändern könnte. Ich habe in so einem Fall dann immer den unguten Eindruck, dass ein Mensch Erwartungen in mich setzt, denen ich nicht entsprechen kann. Ich fühle mich dann regelrecht schuldig und muss dieses Gefühl bei mir selbst beklopfen. So verabschiedete ich mich nach dem Seminar von Frau S. mit der Befürchtung, dass ich ihr nichts Wesentliches vermitteln konnte.

Allerdings erlebte ich in diesem Fall, wie schon öfter, eine komplette Überraschung. Pünktlich nach 2 Jahren fand ich nämlich auf meiner Anmeldeliste für meinen nächsten Workshop ihren Namen. „Oh Gott, dachte ich, nicht schon wieder...!" Ich wappnete mich also mit so viel Zuversicht, wie ich aufbringen konnte, und begrüßte meine Teilnehmerinnen und Teilnehmer, wie immer, alle persönlich. Als die Reihe an Frau S. kam, musste ich zweimal hinsehen. Statt der ehemals eher unscheinbaren, etwas verbitterten Dame undefinierbaren Alters, wie ich sie in Erinnerung hatte, begegnete mir eine hübsche, strahlende Person, die kaum noch etwas gemein hatte mit der Frau, der ich meinen damaligen Frust zu verdanken hatte.

Sie lachte mich an und sagte: „Ich weiß schon, was Sie sagen wollen. Aber Schuld an meinen Veränderungen sind Sie!"

Dann berichtete sie mir und später auch den anderen Teilnehmern, von der Zeit nach dem ersten Kursus bei mir. Sie hatte doch tatsächlich gleich danach mit dem Üben begonnen. Ihr war klar geworden, dass ihr gesamter Tagesablauf, ja ihr ganzes Leben, überschattet war von einer negativen Erwartungshaltung.

Leider war ihr das vorher so noch nie bewusst gewesen. Die gewohnten Gedankenmuster ersetzte sie nun konsequent durch zuversichtliche Definitionen und der zunehmenden Erwartung von Gelingen und glücklichen Fügungen. Dafür übte sie fleißig das **Thymusklopfen**, das ich in meinem Seminar als eine der einfachsten Maßnahmen vorgestellt hatte. Dies nebenbei, denn das war ja nicht unser Seminarthema.

Meine Probandin gestand: „Ich hatte nicht geahnt, wie negativ ich drauf war"

So sieht Frau S. im Rückblick alle ihre (oftmals vergeblichen) Bemühungen nun von einer gänzlich anderen Warte aus. Sie weiß jetzt genau, dass sie nicht nur gegen Probleme, sonders besonders gegen sich selbst angekämpft hatte. Oder anders ausgedrückt: wollte sie einen Plan realisieren, so hatte ihre eigene Haltung ihr dabei im Wege gestanden. Diese musste dann mühevoll mit einem Extrakraftaufwand besiegt werden. Wenn es überhaupt mal gelang, das gesteckte Ziel zu erreichen.

„Wirklich mühsam war das", so sagt Frau S. heute. „Dagegen ist das Leben heute geradezu ein Spaziergang."

Ich fragte meine unerwartet erfolgreiche Absolventin, weshalb sie denn jetzt noch einmal gekommen sei. Sie sah mich erstaunt an: „Na, weil ich weiterkommen will mit mir. Ich habe schließlich Blut geleckt und bin neugierig auf das, was noch möglich ist für mich. Ich bin sicher, das **Meridianklopfen** kann mich dabei gut unterstützen.

Ja, so einfach kann es gehen mit der Gedankenumkehr

Auch mich, die ich das System zu kennen glaube, überraschen die zum Teil sensationellen Erfolge der Menschen, die wirklich konsequent damit beginnen, an sich zu arbeiten, immer wieder. Eine so kleine Erkenntnis kann also auf sensationelle Weise ein ganzes Leben auf den Kopf stellen.

Unzählige Beispiele kann ich aufzählen, die beweisen, dass der Mensch, der sich ernsthaft dazu entschließt, ab sofort positiv und kreativ zu denken, statt negativ und destruktiv, auf der Stelle beginnt, ein besseres, ein schöneres Leben zu führen. Dabei spielen uns die alten Gewohnheiten noch manchen Streich. Ich ertappe auch mich selbst immer wieder dabei, wie eine ärgerliche Begebenheit, mit der das Schicksal mich, wie jeden meiner Mintmenschen, ja immer mal wieder überrascht, völlig überflüssigerweise, von mir noch zusätzlich mit destruktiver Energie versorgt wird.

Wie oft schimpft man auf die Wirtschaft, auf die Politik, auf eine Panne, über Enttäuschungen, über andere Leute. Nur – wird dadurch irgendetwas besser? Im Gegenteil. Bitteres lässt sich im Körper nieder und macht ihn krank. Die Gedanken werden geschwächt und können nicht zielstrebig und nachdrücklich auf die wirklich wichtigen Ziele gerichtet werden.

Alles, was wir hingegen mit Gedankenenergie kraftvoll versorgen, vergrößert sich. Das gilt für positive Gedanken genauso wie für negative.

Ich weiß längst, dass richtiges, gelenktes und konstruktives Denken das wirksamste Instrument ist, das wir Menschen zur Verfügung haben. Eine Wunschvorstellung, die mit heißem Herzen und großer Sehnsucht immer wieder neu in das eigene Denkprogramm eingespeist wird, hilft dabei, nahezu alle Träume wahr werden zu lassen, die wir hegen.
Hier ist die beste Motivation überhaupt, um Mut, Absichten und Willen zu unterstützen.

Mit Hilfe von Meridianklopfen kann positives Denken zum Lebensprogramm werden.
Wo ist die Mühe dabei? Von Mühe kann nun wirklich keine Rede sein, denn nur wenige Sekunden Einsatz pro Tag sind in der Lage, die Sonne im Leben anzuknipsen.
Sonne, die immer scheint? Nein, aber wirklich immer öfter! Das ist ein Versprechen, dass ich halten kann. *Nehmen sie mich beim Wort!*

Meridianklopfen „entschärfte Beziehung zu behindertem Sohn

Artikel aus Zeitschrift BIOLINE von M.S, auf Wunsch etwas verfremdet

Noch immer kann ich kaum glauben, wie hilfreich „so ein bisschen Meridianklopfen"
wirken kann und wie sich diese segensreiche Wirkung noch immer weiter fortsetzt in
meinem, in unserem Leben.

Aber ich will von Anfang an berichten. Vor allen Dingen davon, dass es mir nicht
besonders gut ging im Herbst 2007.

Heute, mehr als ein Jahr später, haben sich tatsächlich (fast) alle Probleme aufgelöst und
diese sind einer freundlichen Realität gewichen.

Wie gesagt, 2007 war ich ziemlich verzweifelt. Das veranlasste mich, einen kleinen Brief
an Frau Schlieske zu schreiben und sie zu bitten, mir eine Meridian-Energie-Therapeutin
zu nennen, die meiner Familie, besonders aber meinem, damals 14-jährigen, gehörlosen
Sohn helfen könnte.

Ich hatte davon gehört, dass mit dieser Methode emotionaler Stress aufgelöst werden
könne. Ich erhoffte mir auch insgesamt eine Besserung der Lage meines Sohnes.

Frau Schlieske schrieb mir umgehend zurück und empfahl mir eine der Dozentinnen ihres
Seminarhauses Hoher Vogelsberg, Frau Birgit Seufert, die auch in Hessen, wo wir wohnen,
praktiziert. Die Praxis von Frau Seufert befindet sich in Hilders.

Ich wäre aber auch sonst wohin gefahren, um Hilfe zu finden.

Diese Therapeutin, Frau Seufert, meinte Frau Schlieske, habe viele Jahre als Pädagogin mit
behinderten Kindern gearbeitet und könne sich in die Problematik meines Jungen sicherlich
einfühlen.

Zu dieser Zeit war mein Sohn 14 Jahre alt und ein wütender etwasJugendlicher, der sich
und sein Umfeld dafür bestrafte, dass er ewig gegen das Gefühl der Ohnmacht ankämpfen
musste.

Das rühre daher, dass er mehrfach behindert ist, damals ohne Freunde war, sich von der
Familie gründlich missverstanden fühlte, sich von allen und von allem ausgegrenzt vorkam

und kaum noch für irgendetwas zu motivieren war.

Sein Verhalten mir und meinem Mann gegenüber (nicht sein leiblicher Vater) war zeitweise sehr ungehörig und auch in der Schule flippte er manchmal völlig aus, wenn er sich missverstanden fühlte.

Und das passierte eigentlich fortwährend, denn mein Sohn ist gehörlos und trägt ein implantiertes Hörgerät (CI Cochlear Implantat). Zudem behindert ihn zusätzlich eine Halbseitenlähmung, die von außen kaum zu sehen ist.

Dadurch kommt es bei ihm zu Wahrnehmungsstörungen, die von anderen Menschen schwer zu begreifen sind.

Als ich in meinem Brief Frau Schlieske um Hilfe bat, war dem ein erschreckendes Erlebnis vorausgegangen. Wir hatten von der Schule eine Einschätzung des Gesundheitszustandes von meinem Sohn erhalten, die uns große Angst machte und mich zum sofortigen Handeln veranlasste. Ich wollte nichts unversucht lassen.

Uns war gesagt worden, bei meinem Sohn würde sich voraussichtlich die linke Gehirnhälfte verkleinern, als Folge könnte es zu einer verfrühten Demenz kommen. Nach umfangreichen Rücksprachen mit den behandelnden Ärzten, erwies sich gottlob dieser Verdacht als unbegründet.

Unsere häusliche Situation aber gab zunehmend Anlass zur Sorge und entwickelte sich immer unerfreulicher. Mein Sohn mochte nicht mehr in seine Schule gehen und zeigte sich uns gegenüber aggressiv und rüpelhaft. Man hatte das Gefühl, dass das Fass am Überlaufen war und dass es zu einer Entladung, einer Explosion kommen könnte.

Ich selbst führte kein eigenes Leben mehr. Ich definierte mich nur noch über meinen Sohn und richtete mein Befinden nach seinen Bedürfnissen aus.

Wenn einer seiner Lehrer bei uns anrief, fühlte ich mich sofort schuldig und meinte, als Mutter völlig versagt zu haben. Hinzu kam nun die Angst um die Zukunft meines Kindes.

Probleme von gehörlosen Menschen
Außenstehende sind oftmals der Meinung, die Gebärdensprache der Gehörlosen könne 1:1

unseren Sprachschatz imitieren. Dies ist nicht so. Vielmehr beinhaltet sie nur etwa 1/5 der Möglichkeiten, die eine komplette Sprache bietet. Zudem gibt es keine Grammatik. Die Formulierungen sind kurz und enthalten keine Schnörkelwörter, die die Schönheit und ausreichende Verständlichkeit der Sprache jedoch erst ausmachen. Dadurch ist es oft nicht ganz einfach, dem Betroffenen neue Begriffe zugänglich zu machen. Die Gehörlosen können aus diesem Grund nicht so einfach unsere Bücher lesen.

Zum Verstehen einer Sprache gehört es ja auch, die Bedeutung und Benutzung zu erklären. Das ist dem Gehörlosen nur sehr mühselig verständlich zu machen. Er hat deutlich mehr Schwierigkeiten, etwas zu verstehen, als ein Ausländer, dem auf Umwegen, mit anderen Wörtern, Sprache näher gebracht werden kann.

Surrogatklopfen

Noch nie hatte ich davon gehört, dass man einen Klienten auch aus der Ferne behandeln kann, ohne dass dieser zugegen ist, oder auch nur ahnt, dass auf ihn eingewirkt wird.

Bei meiner ersten Sitzung mit Frau Seufert aber lernte ich genau eine solche Methode kennen. Nachdem ich der Therapeutin erklärt hatte, wie sich die Situation meines Sohnes darstellt und wie er sich verhält, erklärte sie mir, dass ihm ein Ventil fehle, dass sein Verhalten regulieren könne und dass die Wahrnehmung der sozialen Kompetenz gestört ist.

Mein Sohn hat es nicht trainieren und lernen können, sich angemessen zu verhalten, deshalb würden seine Reaktionen oft so überschießend sein.

Daran wären auch viele Missverständnisse schuld, auf Grund deren er Situationen falsch einschätze und auch bis heute noch einschätzt.

Wir formulierten also Sätze, die zur Entschärfung der Situation beitragen sollten. Ich beklopfte mich dafür an Stelle meines Sohnes. Ich schlüpfte dafür in die Seele meines Sohnes und versuchte, seine Empfindungen nachzufühlen. Ich war sehr erstaunt, dass sich dabei Aspekte ergaben, die ich vorher so nicht gesehen hatte.

So beklopften wir:

*Seine **Ohnmacht**, sich verständlich zu machen*

*Seine **Wut**, weil er nicht alles verstehen kann*
*Seine **Wut**, weil er sich oft missverstanden fühlt*
*Seine **Empörung** über ungerechte Behandlung*
*Seine **Trauer** darüber, dass er keine Freunde hatte*
*Sein **Schmerz**, weil er sich anderen Jugendlichen gegenüber so benachteiligt fühlte*
*Seine **Not**, weil er sich so einsam fühlte*
*Seine **Klage**, weil er nicht alles machen kann*
*Sein **Schmerz**, weil er sich abgestellt fühlt*
Und alle anderen Gefühle, von denen ich glaubte, dass er sie haben könnte.

Wie ich selbst mich fühlte

Als ich von der ersten Sitzung bei der Therapeutin heimfuhr, hatte ich erst einmal nicht den Eindruck, dass sich Wesentliches verändert hätte.

In den Folgetagen aber bemerkte ich, dass es daheim ruhiger zuging. Ich fand leichter den Zugang zu meinem Sohn, der seltener ausflippte, wie es vorher aber an der Tagesordnung gewesen war. Auch ich selbst erledigte den Alltag irgendwie gelassener. Sollte das wirklich dem Meridianklopfen zu verdanken sein, oder war hier der Zufall zur Hilfe gekommen. Aber die Veränderungen bei meinem Sohn und unsere Beziehung zueinander, hielten tatsächlich an.

Hatte ich vorher ängstlich das Verhalten meines Sohnes beobachtet und mich danach gerichtet, ging ich nun zunehmend auch eigenen Interessen nach.

Besonders einschneidende Veränderungen spürte ich, als ich in einer der 5 Sitzungen, die ich bei Frau Seufert absolvierte, mit ihr gemeinsam sogenannte „energetische Verträge" auflöste. Dazu gehörten zum Beispiel folgende Glaubensinhalte, die mich als fest determinierte Muster begleitet hatten:

Meine Verantwortung für meinen Sohn und sein Tun
Meine Verantwortung für die Situation in der Familie
Mein Glaube, dass ich alles für meinen Sohn tun müsste
Mein Glaube, dass ich alleine für das Glück meines Sohnes zuständig sei

Wir lösten auf diese Weise ganze 27 Glaubenssätze, die ich symbolisch nun endgültig losließ.

Nach diesem Erlebnis fuhr ich heim, wie auf Wolken. Ich fühlte mich wie neu geboren, von einer schweren Last befreit.

Ein beglückendes Erlebnis hatte ich, als ich und mein Mann kurz darauf mit meinem Sohn spazieren gingen. Wenn mein Sohn früher einen anderen Weg einschlagen wollte, hatte mich das total nervös gemacht. Nun blieb ich ganz cool und ließ ihn seiner Wege gehen. Ich konnte ihn tatsächlich vertrauensvoll gehen lassen.

Boahh, das war ein riesiges Glücksgefühl. Ich konnte l o s l a s s e n und ihm Verantwortung für sich selbst übertragen. Unsere unnatürlich enge, symbiotische Verbindung war aufgelöst worden.

Internat in Bad Arolsen ist ein Glücksfall

Unser Leben ist heute richtig wunderschön. Für meinen Sohn und auch für uns. Der Junge verbringt die Woche über in einem Internat in Bad Arolsen, dem eine Sprachheilschule angeschlossen ist. Er hat jetzt das soziale Umfeld, das er sich so ersehnt hat und das ihm so lange gefehlt hat.

Als er sich dort vorstellte, wurde er nach prägenden, nach traumatischen Erfahrungen gefragt. Und dabei fiel mir endgültig auf, was der Bursche in seinem Leben mitgemacht hatte. Eigentlich hatte er immer nur Kritik und Zurückweisungen erfahren („du bist zu laut, zu langsam, sprich besser", von den Mitschülern: „du kannst das ja nicht, bist du aber langsam usw.").

Ein solches Erleben fing schon in der Kleinkinderzeit an. Er lernte erst spät krabbeln und noch viel später laufen, weil ja durch die Gehörlosigkeit auch der Gleichgewichtssinn gestört ist.

Durch seine verzögerten Wahrnehmungen und Reaktionen nahmen die Erwachsenen ihm alles ab, was er dringend gebraucht hätte, um sich zu beweisen, sich zu entwickeln.

Dazu kam, dass er ein extrem süßes Kind war. Wenn er lächelte, schmolz man einfach dahin. Also war jeder bestrebt, ihn nach Strich und Faden zu verwöhnen.

Später dann war er nicht mehr so süß, sondern wurde von seiner Umgebung fast nur noch als anstrengend erlebt, so dass die Menschen seiner Umgebung sich ihm lieber entzogen. Heute endlich lernt er im Umgang mit seinen Schul- und Sportkameraden seinen Alltag und sein Leben selbst zu gestalten und zu erledigen.

Mein Sohn war meine Trainingsstrecke

Um ehrlich zu sein, ein wenig ist er das auch noch heute.

Bei ihm und durch ihn übe ich mich im Klar-sagen

Das heißt, ich rede nicht kompliziert um eine Sache herum, sondern bemühe mich darum, mich präzise und unmissverständlich auszudrücken. Das kommt mir auch im Umgang mit anderen Menschen zugute.

Ich kann heute viel besser verstehen, was in meinem Kind vor sich ging und noch geht. Wo er etwas falsch gemacht hat, ist ihm das nur schwer verständlich zu machen. Er fühlt sich ständig persönlich angegriffen. Einem Kind ohne seine Einschränkungen, wäre Vieles leichter zu erklären.

Ständig ist der junge Mann mit Situationen konfrontiert, die ihn überfordern, die ihm das Gefühl der Ohnmacht vermitteln. Dadurch kommt es dann zu den Aggressionsschüben, die er dann oft nicht mehr kontrollieren kann und aus denen er nicht so schnell heraus findet.

Mein Sohn hat für sein Verhalten das Maß einfach noch nicht ganz gefunden.

Daraus erklärt sich auch seine Distanzlosigkeit, die er anderen Menschen gegenüber hat. Er umarmt sie dann, oder belagert sie auch, wenn er Freude oder Zuneigung empfindet. Jetzt kommen auch noch die Hormone hinzu, die einem pubertierenden Jungen zusätzlich zu schaffen machen. Aber insgesamt dürfen wir mit der Entwicklung sehr zufrieden sein.

Ende gut, alles gut

Wer hätte gedacht, dass so ein bisschen Meridianklopfen so grundlegende Veränderungen in unserem Leben bewirken konnten. Diese Behandlungstechnik habe ich in einem

Selbsthilfeseminar inzwischen im Seminarhaus Hoher Vogelsberg gelernt.

Ich wende das Klopfen jeden Tag an!

Mein Mann spöttelt zwar ein wenig über mein Tun, aber er staunt nicht schlecht, über alle Veränderungen, von der ja die ganze Familie zweifelsohne profitiert und beobachtet alles genau. Und - seit ich mich täglich und die Menschen in meiner Familie *surrogat* beklopfe, ist mein Leben heute freier und viel sorgloser geworden.

Ich weiß mein Kind gut aufgehoben in seinem Internat, in dem er nun auch endlich seinem geliebten Sport nachgehen kann. Wenn er dann am Wochenende heim kommt, freuen wir uns alle auf gemeinsame Aktivitäten.

Die Wutausbrüche, die ehemals eine so große Belastung für unsere kleine Familie gewesen waren, sind selten geworden.

Ach ja, meine Freundin und ich besuchen demnächst im Seminarhaus einen Kursus, um auch das *Japanische Heilströmen* zu erlernen. Schon lange bin ich auf der Suche nach einer neuen Aufgabe. Ich werde also die Gesamtausbildung zur Meridian-Energie-Therapeutin machen.

Mein Ziel ist es, künftig behinderten Kindern und ihren Familien zu helfen.

Ich bin fest davon überzeugt, dass sich für die Betroffenen und ihre Angehörigen hierin ungeahnte Möglichkeiten bieten, Probleme und Konflikte aufzulösen und ein normaleres, ein deutlich entspannteres Leben zu führen.

Myotonie – die seltene Muskelerkrankung

Ein Klient der Meridian-Energie-Therapeutin Mechthild Diehl in 03172 Guben, Herr E.W., veröffentlichte diesen Bericht in der Zeitschrift BIOLINE:

Eine weitgehend unbekannte Technik und weitergehende Kenntnisse über anatomische Zusammenhänge, zu denen man sich im täglichen Leben kaum Gedanken macht, verändern seit einem halben Jahr, in positivem Sinne, meine Gemütslage nachhaltig.

Ich möchte mich mit meinem Erfahrungsbericht in die Reihe derer begeben, die über ihre Erlebnisse und Erfolge bei der Anwendung dieser Methoden berichten, um mit meinem nicht alltäglichen Problem und dessen Behandlung anderen Menschen Mut machen, selbst bei komplizierten Problemen einen Ausweg zu suchen.

Zu meiner Person

Ich bin 69 Jahre alt, seit 47 Jahren verheiratet, Vater von zwei Töchtern und Opa von fünf Enkelkindern und immer in Bewegung.

Eine umfassende technische Berufsausbildung sicherte mir persönlich über vierzig Jahre lang ein erfolgreiches Berufsleben – überschattet jedoch von gesundheitlichen Problemen, die seit meinem neunten Lebensjahr auftraten, erst in meinem 36. Lebensjahr diagnostiziert aber nicht geheilt werden konnten.

Zu meinem Problem

Ich habe eine *Myotonie*, eine seltene Muskelerkrankung, die auch unter dem Begriff „Myotonia congenita" oder auch „Thomsen'sche Krankheit" bekannt ist.

Das ist eine Krankheit, die nicht als lebensgefährlich eingestuft wird, dem Betroffenen aber eine Menge normaler Lebensqualität nimmt. Bei dieser Krankheit reagiert die Muskulatur bei plötzlich auftretenden Belastungen mit verzögerter Entspannung.

Man ist nicht in der Lage koordinierte Bewegungen auszuführen.

Das ändert sich jedoch bei mehrmaligen Wiederholungen, so dass man ziemlich unbemerkt dieses Problem überspielen kann. Die medizinische Behandlung dieser Krankheit musste bei mir zweimal wegen allzu starker Nebenwirkungen der jeweils verabreichten Medikamente nach drei Monaten abgebrochen werden. Sie brachte auch während der Einnahme nicht den wirklichen Durchbruch. Der darüber existierenden Literatur zufolge, nehmen die Symptome mit zunehmendem Alter ab. Aber wie überall, scheint es auch hierbei Ausnahmen zu geben. Bei mir jedenfalls verstärkten sich diese Erscheinungen und damit auch die psychischen Probleme beim Umgang mit dieser Krankheit. *Ich spürte auch weiterhin:*

- Angst, die bei mir grundsätzlich vorhanden war
- Angst vor dem Stürzen
- Angst beim Überqueren der Straßen
- Angst vor längerem Stehen (weil man sich danach nicht mehr spontan von der Stelle
- bewegen kann
- Und ähnlich gelagerte Erscheinungen

Ich konnte auch die in diesem Zusammenhang, aus ehrlichem Empfinden oft gestellten Fragen zu meiner Gesundheit, kaum noch ertragen. Ab und zu auftretende organische Erkrankungen waren, zumindest nach meinem Empfinden, reparabel, so dass mich eigentlich nur das oben geschilderte Problem belastete. Was konnte man noch tun?

Kräuterhexe bot Seminare an

Eine zufällige Begegnung mit einer Frau, die als „Kräuterhexe" in einem Ferienlager 6- bis 14-jährige Kinder mit Geheimnissen der Natur vertraut machte und auch erwachsene Besucher dieser Einrichtung mit manchen Dingen aus überliefertem Volkswissen überraschte, brachte für mich einige Wochen später die entscheidende Wende in meiner gesundheitlichen Situation. Zugegeben, ich war skeptisch, als ich mich mit meinem Anliegen an diese Frau Diehl wandte. Man spricht ja auch nicht so gerne über belastende Dinge. Für mich lag da aber ein Strohhalm, nach dem man greift, wenn andere Möglichkeiten erschöpft scheinen. Einem beratenden und zugleich aufklärenden Gespräch über Behandlungsmöglichkeiten mit den *Meridian-Energie-Techniken*, folgte dann bei Frau Diehl der erste Basiskurs. Ich stand nach der einführenden Beratung dieser Therapie offen gegenüber. *Jeder Schritt der Behandlung war für mich nachvollziehbar.*

Auch Menschen, die da meinen, das kann nur Hokuspokus sein, kann aufgrund der natürlichen Gegebenheiten des menschlichen Organismus, diese Therapie bei vielen Unpässlichkeiten helfen. Und bei mir war das genauso. Ich behandelte seit meiner Einführung in die Meridian-Energie-Techniken die Auswirkungen meiner Myotonie selbst.

Seit einem halben Jahr, unmittelbar nach der ersten Klopfserie beginnend und danach immer besser werdend, bewege ich mich heute fast überall ohne Angst und ohne Verkrampfungen der Muskulatur.

Das empfinde ich als Befreiung von einer Last, die ich sechzig Jahre mit mir herumtrug, oft überspielen musste und die auch die Familie belastete. Ich habe auch keine bedauernden Äußerungen mehr gehört, im Gegenteil, nur mehrfache Verwunderung über die äußerliche und innerliche Wandlung eines oft verbiestert wirkenden älteren Mannes. Der Heilprozess begann schon nach fünfzehnminütiger Behandlung. Nach einem halben Jahr andauernder Einwirkung bin ich vom Erfolg überzeugt – und das ohne gesundheitliche Nebenwirkungen In Verbindung mit den Möglichkeiten des *Japanischen Heilströmens*, die ich ebenfalls regelmäßig nutze, fühle ich mich durch die Eigenbehandlungen körperlich und seelisch sehr wohl und sicher. Andererseits kann man mit diesen Methoden aber medizinisch erforderliche Behandlungen nicht ersetzen. Wenn man sich an diese Grundsätze hält, kann man bei der Anwendung solcher Therapien nichts falsch machen.

Heute wundere ich mich auch im Stillen über manche Menschen, die solche Therapien aus Bequemlichkeit oder aus nicht nachvollziehbaren Erwägungen ablehnen.

Ich habe in diesem Bericht meine Empfindungen geschildert. Meiner Therapeutin, Frau Diehl, möchte ich hiermit auch mal an dieser Stelle ein Dankeschön sagen. Danke dafür, dass man zu Ihnen Vertrauen haben konnte. Vertrauen ist immer die Grundlage für einen Erfolg – und den wünsche ich auch Ihnen weiterhin. E.W.

Keine Angst vor Prüfungen u.v.a.

Artikel aus Zeitschrift BIOLINE von I. Z., Heilpraktikerin für Psychotherapie, Billerbeck

Meridianklopfen und eine optimale Vorbereitung ermöglichte es mir, völlig angstfrei und erfolgreich, die Amtsärztliche Überprüfung zum Heilpraktiker für Psychotherapie, beim Gesundheitsamt zu absolvieren

Meine schönste Belohnung für das Bestehen der Prüfung war das Lob der prüfenden Amtsärztin, die mir gratulierte und äußerte, ich könne mit meiner Fachkompetenz schon morgen eine Praxis eröffnen. und ganz genau das tat ich auch.

Dazu muss ich sagen, dass ich schon geraume Zeit als Ernährungsberaterin und Meridian-Energie-Therapeutin sehr erfolgreich Klienten behandle.

Dennoch war es mir wichtig, noch tiefer in die Materie einzutauchen und noch mehr Hintergrundwissen über die Psyche zu erwerben.

Dies, weil es dann noch leichter ist, alte Muster zu hinterfragen. bei Klienten weit in die Kindheit zurückzugehen und Entstehung von Verhalten, aber auch von Krankheiten aufzudecken.

In der Vergangenheit habe ich eine Reihe von Klienten wegschicken müssen, weil sie unter Medikamenteneinwirkung standen oder/und weil ich nicht einschätzen konnte, ob eine Gesprächstherapie bei mir ausreichen könnte, oder ob klinische Hilfe vonnöten wäre.

Heute habe ich eine andere Selbstsicherheit und einen geschärften Blick, sowie die nötige Kompetenz, der mir helfen, für meine Klienten die richtige Entscheidung zu treffen.

Ernährung war die Basis

Schon seit Jahren arbeite ich als Ernährungsberaterin und als Seminarleiterin nach dem Trennkostkonzept. nach diesem einfachen und genialen System lebe auch ich und kann es den Interessenten so vermitteln, dass wir praktisch ab morgen danach verfahren können.

Ich weiß, wie wichtig es für die körperliche und seelische Gesundheit ist, sich richtig zu ernähren. schließlich hat schon Hippokrates gesagt:

„Nahrung soll deine Medizin und Medizin deine Nahrung sein!"

Am eigenen Körper habe ich die Segnungen einer besseren Ernährung erfahren. Durch eigenen Leidensweg hatte ich mich dafür interessiert und dieses Thema erfolgreich zu meinem Beruf gemacht.

Ich habe inzwischen vielen Menschen dabei helfen können, ihr Gewicht zu reduzieren.

Als Begleiterscheinung für gesundes Essen konnten diese auch ihre Zuckerwerte, Cholesterinwerte, Blutfettwerte reduzieren, oftmals normalisieren, respektive optimale Werte erreichen. Aber die Ernährung sollte nicht mein einziges Thema bleiben – und auch das hat mit meiner eigenen Gesundheit zu tun.

Angst vor Krebs

In meiner Familie hatte es viele Krebsfälle gegeben. bis auf meine Mutter hat niemand diese Krankheit überlebt.

Als mein untersuchender Arzt auch bei mir nach einem Tastbefund Knoten feststellte, war ich von Angst getrieben. auch dann noch, als sich diese als gutartig herausstellten. Ich sagte mir, dass ja auch solche Veränderungen sorgsam beobachtet werden müssen und sich daraus auch bösartige Wucherungen entwickeln können.

Die Angst hatte mich fest in ihrem Würgegriff. Ich befand mich regelrecht in einem Angstkreislauf und wusste nicht, wie ich diese schrecklichen Gedanken loswerden sollte.

Ganz schlimm wurde es, als nach einer weiteren Tastuntersuchung wieder etwas zu erfühlen war. die Gynäkologin sagte: „Frau Z., machen sie sich nicht verrückt, das wird wieder gutartig sein:"

Sie hatte gut reden. ich aber war voller Angst.

Die Blitzentscheidung

Durch meine Verbindung mit dem Seminarhaus Hoher Vogelsberg wusste ich, da gab es doch was mit *Meridianklopfen*.

Das sollte gegen Angst helfen? Egal, ich wollte es versuchen, denn ich hatte ja gar keine Lebensqualität mehr.

Aber Freitagabend begann schon das Seminar. Kurz entschlossen rief ich im Seminarhaus an und meldete mich zur Teilnahme.

Meinen Mann informierte ich am Telefon, dass wir uns erst am Sonntag wiedersehen würden. Begeistert war er nicht gerade, aber schließlich wusste er, dass ich sicherlich für mich die richtige Entscheidung treffen würde.

Therapeutenausbildung
Ich nahm also teil an dem Basisseminar. Was dort mit mir geschah, war beeindruckend. Ich konnte mich an diesem einen Wochenende bereits von vielen Blockaden befreien. So, derart begeistert, buchte ich gleich die gesamte Therapeutenausbildung.
In diesen insgesamt neun Tagen konnte ich mich von meinen eigenen Angstgefühlen komplett verabschieden. Meine Angst ist tatsächlich vollkommen weg und zeigt sich heute nicht einmal mehr in den allerkleinsten Ansätzen.
Ich habe in meinem Leben mit meridianklopfen viel geräumt und aufgedeckt. Dies mit Hilfe von Heilpraktikerin Conny Fies und Meridian-Energie-Therapeutin Birgit Seufert.

Auch in Selbsthilfe bin ich ständig zugange, neue Aspekte aufzuspüren. aber je weiter man auf die Entdeckungsreise zu sich selbst geht, umso mehr offenbart sich, was ebenfalls noch der Auflösung bedarf.
Ich konnte an mir feststellen, dass ich immer ruhiger geworden bin, dass ich voll Zuversicht ins Leben schaue und mir inzwischen a l l e s zutraue.
Seit dieser Zeit arbeite ich mit dieser einzigartigen und doch so einfachen Methode auch in eigener Praxis. Ich klopfe und meine Klienten klopfen ebenfalls nach meiner Anleitung. mit dem Strömen halten wir es genauso.

So ganz leicht war es nicht
Als das Seminarhaus Hoher Vogelsberg die Ausbildung zur Heilpraktikerin für Psychotherapie anbot, überlegte ich nicht lange, sondern nahm an diesen (nur) wenige Wochenenden für die Vorbereitung zur Amtsärztlichen Überprüfung durch das Gesundheitsamt teil.
Das Lernen hat mir großen Spaß gemacht.

Aber ich möchte ehrlich sagen, dass es schon ein sehr umfangreiches Wissen ist, das es zu erobern gilt

An den Wochenenden wurden die Zusammenhänge erläutert, Krankheitsbilder erklärt und auf anschauliche Weise der Lehrstoff vermittelt.

Aber ohne wirklich intensives Lernen in der Zeit daheim, kommt niemand aus.

Ich möchte mich an dieser Stelle bei der super-super-klugen, kompetenten und engagierten Dozentin, Frau Christa Krucker herzlich für ihre Unterstützung bedanken.

Sie war nicht nur in der Seminarzeit für uns Studentinnen und Studenten da. Wir durften sie für alle Fragen, die sich uns in der Lernzeit stellten, „belagern" und das nahm ich ausgiebig per Telefon und eMail in Anspruch.

Ihr ist sicherlich mein stereotyper Eingangssatz noch im Ohr: „Frau Krucker, wenn ein Patient nun mit folgenden Beschwerden zu mir kommt ..."

Ich freue mich, dass künftig für die Studierenden ein weiteres Lernwochenende eingerichtet wird, das ein spezielles Coaching für die Prüfung anbietet.

Optimale Vorbereitung in jeder Hinsicht ...

Ich bin ohne jedes Angstgefühl zu der Prüfung gegangen. Einerseits, weil ich fleißig gelernt hatte und wusste, dass ich alles Wesentliche „auf dem Schirm hatte". Andererseits hatte ich mir jedes ängstliche Gefühl schon im Ansatz ***weggeklopft***.

Freilich beschäftigen einen schon mal die Befürchtung, dass man in der aktuellen Prüfungssituation vielleicht Gelerntes vergessen hat, dass einem vielleicht die Stimme versagt, dass man eingeschüchtert ist, dass das Gehirn ganz leer ist, dass man den Prüfern vielleicht unsympathisch ist und, und, und ...

Im Gesundheitsamt dauerte die Prüfung einer Studienkollegin ungewöhnlich lange, auch das weckt Zweifel. Ich bin dann dort auf die Toilette gegangen und habe mich noch mit ein paar Runden beklopft.

Aber dann ging alle ganz prima.

Ich bin heute Heilpraktikerin für Psychotherapie und froh, dass ich mich getraut habe.

Das intensive Lernen war für mich eine ungewohnte Herausforderung, an der ich wieder einmal gesehen habe, was zu leisten man in der Lage ist, wenn es einem wichtig genug ist, die Hürde zu nehmen.

Im Anschluss möchte ich ihnen nun drei Erfahrungsberichte aus meiner Praxis zur Verfügung stellen:

1. Urlaub 2005 in der Toskana

Diesen Urlaub verbrachten wir mit unseren Freunden in der wunderschönen Toskana. Auf unserem Programm stand auch der Besuch des *Schiefen Turm von Pisa*.

Meine Freundin und ich bestiegen gemeinsam den Turm, die Männer blieben bei den Kindern.

Der Aufstieg verlief relativ problemlos. Ein Japaner in unserer Gruppe hangelte sich völlig verkrampft mit angstverzerrtem Gesicht das Geländer nach oben. Meine Freundin hielt sich auch sehr ängstlich fest. Ganz oben angekommen, stand sie dann völlig entnervt, mit kreideweißem Gesicht am Geländer des Turmes, unfähig sich weiter zu bewegen.

Auf meine Frage, was mit ihr los sei, antwortete sie mir mit zusammengebissenen Zähnen, sie habe Höhenangst, das es noch so schlimm sei, habe sie nicht erwartet.

Ich fragte sie: „soll ich dich klopfen? und sie antwortete: „ist mir scheißegal, aber tue irgendetwas!". So klopften wir die panische Angst, die Angst vor der Höhe, das Gefühl keine Luft mehr zu bekommen, sich nicht mehr bewegen zu können. außerdem ließ ich sie nach jeder Klopf-Sequenz tief ein- und ausatmen. die Symptome verloren immer mehr an Intensität und es dauerte gar nicht lange, da probierte meine Freundin Schritt für Schritt, ohne sich festzuhalten, über die obere Plattform des Turmes zu laufen, was ihr dann auch problemlos gelang.

Für sie noch unfassbar, lief sie aufgeregt hin und her, das Angstgefühl war völlig weg. wir waren beide überglücklich.

Der ängstliche Japaner hangelte sich auch völlig verkrampft wieder nach unten und staunte nicht schlecht, als meine Freundin ihn einfach überholte.

Ja, warum ich das heute erzähle? In der Zwischenzeit hat meine Freundin mit ihrer Familie ein Haus gebaut und als das Gespräch auf einen meiner Vorträge zum *Meridianklopfen* kam, sagte meine Freundin plötzlich: „ach ja, meine Höhenangst hatte ich ganz vergessen ich bin in dem Rohbau ja die Leiter hoch und wieder runter geklettert, vom Keller bis zum Speicher, ohne Probleme, ohne Höhenangst. Das wäre vorher gar nicht möglich gewesen und die Angst ist auch nicht wiedergekommen".

2. Nackenbeschwerden

Eine Klientin suchte mich auf, mit der Bitte, etwas für ihren Nacken zu tun. die vom Arzt verordnete Salbe habe nicht geholfen und die verschriebene Physio- Behandlung auch nicht. Ich erklärte ihr, dass ihr Nackenproblem möglicherweise auch seelisch bedingte Ursachen haben könnte und es sicherlich sinnvoll sei, dieses Problem a u c h von dieser Seite her anzupacken.

Ich erläuterte ihr die Organsprache und gemeinsam erarbeiten wir, was ihr im Nacken sitzt, wo sie ihren Kopf einziehen muss, dass der schmerzende Nacken sie bei ihrer Arbeit behindert, dass sie nicht gut schlafen kann, weil der Nacken im Liegen besonders schmerzt, dass sie sich nicht traut, den Kopf zu bewegen und noch eine ganze Reihe mehr.

Mit meinem *Biofeedbackgerät* konnte ich die mentale Erregung meiner Klienten mitverfolgen.

Wir begannen mit der Thematik, die am meisten stresste. Aus meiner Erfahrung weiß ich, dass die Themen oft sehr vielschichtig sein können und so arbeiteten wir die einzelnen Aspekte ab. Die Klientin spürte schon nach dieser einen Sitzung eine Linderung ihrer Beschwerden. nach der zweiten Sitzung waren die Schmerzen völlig verschwunden.

3. auch die Therapeutin wird mal krank

Ganz am Anfang meiner Tätigkeit als Meridian-Therapeutin erkrankte ich im Urlaub in Italien an einer Lungenentzündung. Der von mir aufgesuchte Arzt diagnostizierte eine schwere Entzündung des rechten Lungenflügels. Außerdem hatte ich über vierzig Grad Fieber und sollte sofort ins Krankenhaus, ein Alptraum für mich. Auf mein Bitten konnte ich die Ärzte im Krankenhaus und meinen behandelnden Arzt doch davon überzeugen, dass ich in der Nähe meiner Familie am schnellsten wieder gesund werden könnte. Mit dem Hinweis, es sei Krankenhausroutine mit strenger Bettruhe angesagt, wurde ich wieder zu meiner Familie entlassen. Mein behandelnder Arzt erklärte noch, dass er ab sofort jeden Tag nach mir schauen würde. An Heimreise war nicht zu denken, das ließ mein Gesundheitszustand nicht zu. also überlegte ich was ich für mich tun könnte. Medikamente für den Akutzustand hatte ich ja, aber von meiner Ausbildung her wusste ich, dass auch ich selbst einen großen Teil zur Genesung beitragen kann.

Meine Ausbildung lag noch nicht lange zurück, ich wollte mein Wissen vertiefen und hatte deshalb alle Bücher über *Meridianklopfen* und *Japanisches Heilströmen* mit in den Urlaub genommen.

So fing ich an, alles was mich in meiner Situation *nervte, störte, ängstigte, traurig machte*, zu klopfen und setzte mich mit dem dahinterliegenden Thema auseinander. Gleichzeitig hatte ich mit meiner Freundin die einzelnen Themen am Telefon besprochen und sie klopfte nun *stellvertretend* (surrogat) ebenfalls. Ich habe die Erfahrung gemacht, dass der Stellvertreter zum Teil an Themen herankommt, die dem Betroffenen verborgen bleiben.

Außerdem hatte ich es mir zur Angewohnheit gemacht, zweimal täglich den Mittelstrom und viermal täglich den Lungenstrom zu strömen. Den Lungenstrom „hielt" ich mit großer Freude, denn nach jedem Strömdurchgang konnte ich besser und tiefer durchatmen.

Eineinhalb Wochen arbeiteten wir parallel, denn das Röntgenbild, was nun gemacht werden sollte, würde darüber entscheiden, ob und wann wir wieder nachhause reisen konnten. Mit etwas gemischten Gefühlen fuhren mein Mann und ich wieder ins Krankenhaus. Es ging mir schon viel besser, der Husten war fast weg, aber würde auch das Röntgenbild gut aussehen?

Nach bangem Warten wurde ich zur Auswertung gebeten. Der Arzt schaute etwas ungläubig und meinte, das Röntgenbild würde super aussehen, die rechte Lunge wäre vollkommen ausgeheilt, es gäbe keinen krankhaften Befund mehr. Das wäre schon beachtlich für diese kurze Zeit. Er gratulierte mir und wünschte mir eine gute Heimreise. Ich solle mich noch schonen und mich direkt bei meiner Hausärztin in Deutschland vorstellen. das tat ich dann auch, aber auch sie war sehr über meine schnelle Genesung verblüfft. Ein krankhafter Befund sei nicht mehr feststellbar und das nach dieser kurzen Zeit.

Sicherlich waren die Medikamente sehr wirkungsvoll und superwichtig gewesen. Letztendlich glaube ich aber, hat alles zusammen diesen tollen Erfolg gebracht. Die Medikamente auf der einen Seite und zum anderen das Klopfen und die Auflösung der Ängste und Blockaden sowie das Heilströmen und da besonders die Stärkung des Lungenstroms. Das ist für mich heute, wie damals ein sensationeller Erfolg und gerade für den Anfang war das für mich ein ganz wichtiges Schlüsselerlebnis. Es hat mein Vertrauen in beide Methoden nochmals bestärkt, mir das Gefühl vermittelt, was immer kommt, ich kann mir helfen und Heilung ganz gezielt unterstützen, indem ich meinen Inneren Heiler stark mache. Ich bin keiner Situation hilflos ausgeliefert.

„Liebe Frau Schlieske, nun noch etwas in eigener Sache, etwas, was ich ihnen schon immer sagen wollte:

Seit vielen Jahren bin ich nun regelmäßig in der Schule bei Ihnen auf dem wunderschönen Hohen Vogelsberg. Mit der Ausbildung zur Trennkostseminarleiterin hat damals alles begonnen. Es folgten verschiedene Spezialseminare, die Ausbildung zur Meridian-Therapeutin und zur Heilpraktikerin für Psychotherapie.

Jedes Seminar, jedes Wochenende hat mich in meiner persönlichen Entwicklung ein großes Stück weitergebracht, hat mir geholfen, meinen Weg, meinen Beruf, meine Berufung zu finden und Menschen kennen zu lernen, die liebe Freunde wurden.

Ich glaube, nun bin ich angekommen. Ich übe einen Beruf aus, der mich sehr erfüllt. Ich kann Wissen vermitteln, von dem ich absolut überzeugt bin, das ist ein tolles Gefühl. Deshalb vielen, vielen Dank an Sie und Ihr Team, wie Birgit Seufert, Conny Fies, Frau Krucker, Ilona Martin, Hildegard Kita und alle die anderen.

Reisen auf den Vogelsberg waren für mich so ein bisschen, wie nachhause kommen. Hier konnte ich auftanken, Kraft schöpfen und mich inspirieren lassen und voller Tatendrang wieder heimfahren. DANKE!

Schuldzuweisung entlastet nur für den Moment

Conny Fies, Heilpraktikerin Steinheim Murr, Artikel in Zeitschrift BIOINE

Eine meiner Praxisschwerpunkte ist die Familienberatung. In diesem Zusammenhang suchte mich vor einiger Zeit eine 52-jährige Mutter, Frau Elvira L, auf.

Ich kannte Frau L. schon einige Jahre. Wegen ihrer quälenden Kopfschmerzen war sie auch schon früher in meiner Behandlung gewesen. Ich hatte ihr mit homöopathischen Mitteln und mit Meridianklopfen nachhaltig helfen können.

Aus früheren Sitzungen wusste ich um die Lebensumstände der Frau L.. Mir war bekannt, dass sie berufstätig war, geschieden und alleinerziehende Mutter von zwei erwachsenen Töchtern, von denen die eine noch bei ihr lebte. Mit ihrem geschiedenen Mann hatte sie keinen Kontakt mehr.

Eine neue Partnerschaft war sie nie eingegangen, weil die Töchter jede männliche Annäherung an die Mutter mit Argusaugen beobachteten und sofort einschritten, wenn sie ernsthaftes Interesse mutmaßten.

Die Mutter konnte sich gegen die beiden Mädchen nicht durchsetzen, weil die beiden es vortrefflich verstanden hatten, der Mutter so viel Schuldbewusstsein einzureden, dass deren Selbstwertgefühl völlig am Boden war und sie es gar nicht wagte, für sich selbst Anprüche zu stellen.

Die Vorwürfe der Kinder waren, dass sie angeblich nie ein richtiges Familienleben kennen gelernt hatten und nach ihrer Ansicht in Armut aufgewachsen waren.

Sie warfen der Mutter vor, sie nicht vor dem überstrengen Vater beschützt zu haben und dass sie in Bezug auf Bildung und Ausbildung nicht ausreichend oder gar nicht gefördert und unterstützt worden wären.

Als größter Mangel wurde angeprangert, dass die Mutter während der Kindheit und Jugend ihrer Mädchen, so wenig Zeit mit ihnen verbracht hatte. Sie wären viel auf sich alleine gestellt gewesen und hätten sich oft einsam und verloren gefühlt. Wenn die Mutter dann von ihrer Arbeit nach Hause gekommen war, war sie zu erschöpft gewesen und konnte,

oder wollte sich nicht mit den Problemen ihrer Töchter beschäftigen. Sie konnte mit Mühe und Not kräftemäßig noch gerade so ihren häuslichen Pflichten nachkommen.
Die Unzufriedenheit der Mädchen mit ihren mütterlichen Qualitäten hatte sich schon in der Kindheit aufgebaut.

Eigentlich drehte sich seither jedes Gespräch daheim immer um verpasste Chancen und ein verpfuschtes Leben, woran bevorzugt die Mutter schuld gewesen sein sollte.

Für eine Außenstehende, wie mich, war die unzufriedene Haltung der Töchter eigentlich unverständlich, denn beide hatten inzwischen einen guten Beruf, waren gesund und attraktiv.
Allerdings war es beiden Mädchen bisher nicht gelungen, befriedigende Partnerschaften einzugehen. Auch das wurde auf die mangelnde Vorbildfunktion in der eigenen Familie zurückgeführt.

Die Mutter war durch die jahrelange Vorwurfshaltung ihrer Mädchen seelisch und als Folge davon, auch körperlich krank geworden und hatte kaum noch Lebensfreude.
Als wir ihre chronischen Kopfschmerzen behandelten, blieb es nicht aus, dass ich beim Meridianklopfen tiefen Einblick in ihre Nöte erhielt, die sich aus den Aspekten, während des Behandlungsverlaufs ergaben. Frau S. war selbst erstaun darüber, wohin ihre Gefühle sie führten, welche Probleme in Wahrheit hinter dem Offensichtlichen steckten.

Frau L. hielt auf meine Nachfrage, ihre heimischen Probleme für unlösbar. Dennoch ließ ich nicht locker und schlug meiner Patientin vor, erst einmal einige Sitzungen bei mir zu absolvieren, um diese Problematik zu bearbeiten,
An sich hätte Frau L. das Konsultieren einer Heilpraktikerin nicht finanzieren können. Aber ihre Krankenkasse erlaubte auch den Besuch in einer Naturheilpraxis. So stellten wir gemeinsam den Antrag auf Kostenerstattung bei ihrer Kasse.
Nach dem positiven Bescheid der Krankenkasse, begannen wir mit der Arbeit:

Die geplante Therapie hatte zum ersten Ziel, meine Patientin aus der Opferrolle heraus zu holen.
Sie sollte in der Lage sein, auf die ständigen Angriffen und Schuldzuweisungen durch ihre Töchter angemessen reagieren zu können.

Wir beklopften nacheinander folgende Probleme und ihre Hintergründe:
- Ihre Überzeugung, immer *schuldig* zu sein
- Ihre *Angst*, am Unglück anderer schuldig zu sein
- Ihre Überzeugung, es *nicht verdient* zu haben, selbst glücklich zu sein
- Ihre *Angst, nicht zu genügen* (dafür benannten wir alle Möglichkeiten)
- Ihre *Befürchtung*, keine gute Mutter gewesen zu sein (das meinte sie belegen zu können9
- Ihre Angst, auch jetzt *keine gute Mutter* zu sein (dafür fand die viele Beispiele)
- Ihre Angst, dass die *Kinder sie nicht lieben* würden
- Ihre Überzeugung, für das *Schicksal ihrer Kinder verantwortlich* zu sein
- Ihre *Angst, die Lieben zu verlieren*

Um ihre eigenen Belange zu klären, gingen wir weit zurück in ihre Kindheit und beleuchteten alle Probleme und Ängste, die ihr aus dieser Zeit erinnerlich waren.
Genauso verfuhren wir mit der Zeit ihrer Ehe.

Es stellte sich heraus, dass meine Patientin immer ihrer Umgebung als Sündenbock gedient hatte. Diese Rolle hatte sie angenommen und sah sie nun als Teil ihres Wesens.

Ich bat Frau L., sich alle Gefühle ins Gedächtnis zu rufen, die sie bei bestimmten Erlebnissen empfunden hatte. Diese Gefühle benannte sie mit *Enttäuschung, Entsetzen, Traurigkeit, Schuldbewusstsein, Wut, Resignation, Ohnmacht, Hilflosigkeit und Einsamkeit.*

Ich konnte Frau L. vor Augen führen, dass die Menschen in ihrer Herkunftsfamilie, ihre Freundinnen in der Kindheit, ihr Ehemann und nun auch ihre Töchter, sich ihrer bedient hatten, um sich selbst zu entlasten.

Sie hatten auf diese Weise versucht, eigenes Versagen einem anderen Menschen anzulasten, um sich selbst nicht schuldig fühlen zu müssen.

Hätte man bei sich selbst die Fehler gesucht, wäre das unter Umständen schmerzhaft und würde eigenes Handeln erfordert haben, um die Situation zu verändern. Da hatte man sich lieber eine „Ersatzperson" gesucht, die bereit war, der Sündenbock zu sein.

Da Frau L. diese Last immer widerspruchslos auf sich laden ließ, war sie genau das willkommene Opfer, das immer „zur Hand" war, wenn sich jemand nutzlos, erfolglos, ungeliebt fühlte.

Ein solches Verlagern der Eigenschuld funktioniert jedoch nicht dauerhaft. Für den Moment verschafft das den „Tätern" zwar das trügerische. Gefühl, sich befreit zu haben was aber in der Regel nicht anhält

Das aber führt keineswegs zur Einsicht, sondern führt im Gegenteil sogar zu noch mehr Aggression auf den Menschen, dem man das Versagen anlastet. Ein Teufelskreis also, aus dem es kein Entrinnen zu geben scheint. Solche Zusammenhänge wurden meiner Klientin nach und nach klar, ohne dass es einer Erläuterung durch mich bedurfte.

Zunehmend richtete Frau L. sich auf. Nach jeder unserer Sitzung schien sie gewachsen zu sein. Äußerlich fiel die straffere und stolzere Haltung auf, mit der sie nun auftrat.

Aber auch ihre Einstellung zu sich selbst veränderte sich zunehmend. Jetzt erst war deutlich wahrzunehmen, wie hübsch und anziehend sie war. Sie machte den Eindruck, innerlich zu strahlen.

Sie konnte die Opferrolle, die in all den Jahren ihr Muster gewesen war, tatsächlich loslassen. Sie war nicht mehr gefangen in dem Bewusstsein von Schuld und Angst, das sie immer begleitet hatte.

Das neue Selbstbewusstsein erlaubte es meiner Patientin nun, auch mit ihren Töchtern anders umzugehen.

Auf mein Anraten hin hatte sie sich ein paar Formulierungen zurecht gelegt, die ihr halfen, entsprechend zu reagieren.

Auf jeden Fall sollte sie in jeder Situation signalisieren, dass sie die Gefühle ihrer Kinder ernst nahm. So antwortete sie auf Vorwürfe beispielsweise:

„Ich versuche Eure Gefühle zu verstehen, jedoch war ich in meiner damaligen in damaligen Situation der Auffassung, dass mein Verhalten richtig war.

Oder:

„Es tut mir Leid, dass diese Situation so auf Euch gewirkt hat. Heute würde ich möglicherweise anders handeln oder kann mich besser erklären"

Oder:

„Ich bin bereit, mich allen Euren Fragen zu stellen und mit Euch zu erörtern, wie meine eigenen Gefühle in den angesprochenen Situationen waren."

Oder:

„Ich möchte darum bitten, mir mit dem gleichen Respekt zu begegnen, mit dem ich auch Euch behandle."

Oder:

„Ich möchte mit Euch ein schönes und harmonisches Familienleben führen. Ich sehe keinen Sinn darin, ständig als Schuldige angeprangert zu werden."

Oder:

„Ich möchte nicht mehr zum Schuldigen für alles gemacht werden. Ihr seid heute in der Lage, Euer Leben genau nach euren Vorstellungen zu gestalten."

Meine Patientin war nun in der Lage, ihren Kindern mit freundlicher Konsequenz zu begegnen. Vorher war sie bei den Anwürfen meistens in Tränen ausgebrochen oder hat sich schuldbewusst mit gebeugtem Kopf alles angehört. Sie hatte dann völlig aufgehört, sich zu verteidigen, weil sie bei diesen Debatten immer den Kürzeren gezogen hatte. Sie fühlte sich ihren Kindern verbal unterlegen. Zudem gab sie ihnen ja innerlich Recht, denn sie fühlte sich genauso schuldig, wie ihr das vorgeworfen wurde.

Es waren weniger die Worte, mit der Frau L. jetzt beeindruckte, sondern ihre selbstbewusste Ausstrahlung, mit der sie nun ihre Position vertrat.

Die Situation in der Familie war seit Neuestem ganz anders. Frau L konnte selbst kaum glauben, dass ihre Töchter sich ihr gegenüber erheblich anders verhielten, als zuvor.

Meiner Patientin war jetzt klar geworden, dass es in erster Linie an ihr selbst lag, mit welchen Augen ihre Mitmenschen sie sehen.

Und sie hat begriffen, dass sie ihren Kindern keinen Gefallen tut, wenn sie sich zu ihrem Opfer machen lässt.

Wer die Problematik des Anderen auf sich nimmt, nimmt ihm auch die Chance zur Eigenverantwortung.

Ich schlug Frau L. vor, dass auch ihre Töchter mit mir eine Sitzung verabreden könnten, um deren Selbstsicherheit aufzubauen. Dies vor allen Dingen, um mit ihnen zu klären, dass eine Schuldübertragung nicht wirklich die Lösung eines Problems bringen kann, sondern vielmehr verhindert, dass es zu einer nachhaltigen Lösung kommt.

Ein Mensch mit starkem Selbstbewusstsein braucht keinen Sündenbock mehr, um sich (vorübergehend) besser zu fühlen.

Meine Klientin, die nun wieder voll Zuversicht ins Leben schaut, will sich mit ihren Töchtern darüber verständigen.

Frau L. selbst will auf jeden Fall weiter an der Entwicklung ihrer eigenen Persönlichkeit arbeiten. Sie hat das Gefühl, bereits viel erreicht zu haben, aber noch nicht ganz da angekommen zu sein, wo sie hin möchte.

Was zunächst als Therapie für die Mutter-Töchter-Beziehung gedacht war, hatte nun zum Ergebnis, dass sich Frau L. in allen Lebenslagen jetzt besser behaupten kann. Sie hat erkannt, dass es hauptsächlich an ihr liegt, wie ihre Mitmenschen ihr begegnen und wie sie ihre Belange besser durchsetzen kann. Frau L. sieht im Merdianklopfen ihr ganz persönliches Lebenselixier, auf das sie nicht mehr verzichten will.

Das Meridianklopfen in Selbsthilfe wird nun täglich angewandt und meine Klientin ***rechnet auch künftig weiter mit meiner Hilfe.***

Was das Bedrohliche an Süchten ist

Weil die Ursache eines Problems grundsätzlich mit Angst verbunden ist, dürfte hier der Ansatz für jedweden Behandlungserfolg zu finden sein.

Die Angst gilt es zu entlarven und ihre blockierende Wirkung zu entschärfen. Das ist unser wichtigstes Anliegen, wenn wir eine Sucht-Hürde überwinden wollen.

Lassen Sie uns nachsehen, was in Bezug auf das aktuelle Problem, ängstigt und wie die Blockaden aus dem Weg geräumt werden können, die jeweilige Zielerreichung behindern. Es geht in allererster Linie um das *Gefühl,* das uns mit dem Suchtverhalten verbindet. Es sind die Mechanismen, die aus Verknüpfungen entstanden sind, die uns wie eiserne Fesseln fixieren und uns in der Abhängigkeit festhalten.

Denn abhängig haben wir uns gemacht, wenn wir beispielsweise meinen, *essen zu müssen, zu rauchen oder Alkohol zu trinken.*

Kaum eines von diesen sogenannten „Genussgiften" selbst, kann uns zunächst zur Gefahr werden und abhängig machen. Vielmehr ist es fast immer a u s s c h l i e ß l i c h das ersehnte Gefühl, was uns damit verbindet, was eng daran gekoppelt ist und was wir uns ständig verschaffen wollen. Genau das aber ist nicht zu erreichen und festzuhalten schon gar nicht. Deshalb versuchen wir es immer und immer wieder.

Ein wichtiger Fakt ist, dass Süchtige sich darüber im Klaren werden müssen, wie wichtig es für sie ist, *ohne Sucht zu sein.* Der Sucht-Mechanismus erlaubt es ihnen nicht, die Sucht loszulassen, wenn ihnen der *Suchtstoff wichtiger ist,* als ihre emotionale Freiheit.

Oft stellen wir uns die Frage, weshalb wir bei der Behandlungssitzung so ausgiebig das Problem mit allen damit verbundenen Gefühlsregungen b e n e n n e n sollen. Die Antwort darauf ist, dass erst die Formulierung und das damit verbundene Beklopfen dieses Gefühl durchgängig macht, um das Problem schließlich auflösen zu können. Immer dann, wenn den Betroffenen das Suchtverlangen überkommt, oder auch im Vorfeld schon, sollte an sich selbst die Frage gestellt werden: „Wie groß ist *jetzt mein Gewinn,* wenn ich der Sucht nachgebe, wie dagegen meine Freiheit, *wenn ich die wenigen Suchtminuten überstehe?"*

Beispiel eines Behandlungssegmentes bei EssSucht o. anderen Süchten

Jede der Gefühlsregungen, die sich herausschält, mit Erinnerungssatz beklopfen:

- *Hintergünde für das Suchtverhalten entlarven (Gefahr erkannt, Gefahr gebannt).*
- *Gefühle ermitteln, die für ausuferndes Essen der wirkliche Grund sind (Erwarten von Wohlgefühl, Beruhigung, Belohnungsmechanismus, Trost, Geborgenheit, Sicherheit). Verknüpfungen erkennen   (einzeln benennen und einzeln beklopfen)*
- *Was fehlt im Leben, dass diese Art der Kompensation genutzt wird, wodurch kam es zu den Verknüpfungen   (einzeln benennen und einzeln beklopfen)*
- *Angst vor Risiken nehmen   (was fehlt mir ohne die Suchtmittel)*

ASPEKTE aufzählen:

- *Alle Gefühle und Ängste, die sich bei dem Behandlungsablauf offenbaren, einzeln benennen und einzeln behandeln.*

Abschließend Hochklopfen von positiven Gefühlen, die bei Erreichen des angestrebten Zieles erwartet werden (Thymusklopfen):

- Gefühl der Stärke und Sicherheit unterstützen   ich wähle es, in Sicherheit zu sein
- Selbstbewusstsein stärken   ich wähle es, stark zu sein
- Freude ü b e r das erreichte Ziel visualisieren   ich wähle es, mein Ziel zu erreichen
- Gewissheit für das Erreichen des Zieles stärken   ich bin sicher, mein Ziel zu erreichen

Immer wieder ins Gespräch bringen, dass es alleine die **Wichtigkeit des Zieles** für den Betroffenen ist, das ihn mühelos dieses Ziel erreichen lässt. Der Hinderungsgrund ist immer, dass ihm die **Suchtstoffe**, die ihn an der Zielerreichung hindern, für den Moment wichtiger sind. BSFF oder die REM-Technik können hier wertvolle Schützenhilfe geben.

Ein solches Vorgehen lässt sich auf jede Art von gewünschter Zielerreichung anwenden.

Raucherentwöhnung

Nach allen Erfahrungen bisher, kann das Meridianklopfen eine durchaus wirksame Hilfestellung bei der Suchbekämpfung bieten. Die wichtigste Vorbedingung für eine langfristig erfolgreiche Raucherentwöhnung jedoch ist, wie die für andere Süchte auch, der feste Entschluss, das Problem ein für alle Mal hinter sich zu lassen. Und genau diesen Entschluss gilt es zu stärken und alle Aspekte die mit der Sucht in Verbindung stehen, müssen ermittelt werden.

Die Zeit der Entwöhnung sollte von einer gut durchdachten Struktur begleitet sein. Dazu gehört die Phase des körperlichen Entzuges und die Vorbereitung auf die „Zeit danach", in Betroffene in die Lage versetzt sein sollen, dem psychischen Entzug zu widerstehen.

Das Ziel ist es, rauchfrei für immer zu sein!

Wer es ernst meint mit seinem Entschluss, sollte dafür jede Hilfe nutzen, die sich ihm bietet und die sich als sinnvoll erwiesen hat. Es reicht eben in den allermeisten Fällen nicht bloß die gute Absicht zu haben. Dazu empfehle ich die Mitwirkung eines vertrauenswürdigen Meridian-Energie-Therapeuten, einer Meridian-Energie-Therapeutin.

Im Falle der geplanten Selbsthilfe ist ein besonders großer Disziplinaufwand nötig.
Auf folgende Unterstützung sollte zudem nicht verzichtet werden:

Kreislauf stärken	Sport, Wandern, Tischtennis, Gymnastik, 5 Tibeter, Schwimmen
Entgiftung fördern	Untersuchung in Naturheilpraxis mit Vegatest, Phytotherapie, Sauna, spezielle Tee's
Stärkung des Körpers	Ernährungskonzept nach dem Yin/Yang-Prinzip, Phytotherapie, Konditionstraining
Lunge stärken	Atemübungen stärken und weiten Lunge und Bronchien, spezielle Kräutertees lösen Verschleimungen
Psyche unterstützen	Meridianklopfen, Japanisches Heilströmen, Ohrakupunktur, Visualisieren, geführte Meditationen, BSFF

Für eine Therapie oder auch die Selbsthilfe ist ein gut geplantes Vorgehen nötig.
Dieses wird nach <u>immer gleicher Vorgehensweise</u>, an das aktuelle Problem angepasst.

Tipps zur Vorgehensweisen bei verschiedenen Befindlichkeiten

Raucherentwöhnung mit Meridianklopfen und Ernährungscoaching

Meridian-Energie-Therapeuten berichten übereinstimmend, dass es eine ideale Kombination ist, wenn eine Raucherentwöhnung mit Hilfe von regelmäßigen Behandlungen mit Meridianklopfen behandelt werden und diese Behandlung durch ein Ernährungskonzept begleitet wird. Hieraus erwächst der Wille und die Disziplin, die beide notwendig sind, um den einmal gefassten Entschluss auch durchzuhalten. <u>Alte Muster und Gewohnheiten lassen sich mit Verstand und Einsicht nur schwer auflösen.</u> Eine Analyse für die Gründe von falschem Essen und von Rauchen müssen aufgedeckt und Schicht für Schicht aufgelöst werden, wenn der Anfangserfolg von Dauer sein soll.

- Beginnen Sie mit dem vordergründigen Problem
- Ermitteln Sie alle Aspekte des Problems, indem alles beklopft wird, was durch die Sucht Missbefinden verursacht
- Ermitteln Sie alle Aspekte, die benennen, welche Risiken mit der Aufgabe der Sucht in Kauf genommen werden müssen.
- Beklopfen Sie von allen Seiten die Gefühle, es nicht verdient zu haben, ohne Sucht zu sein
- Klopfen Sie die Wünsche und Ziele hoch, die mit der Suchtbefreiung verbunden sind
- Wenden Sie täglich mehrfach BSFF an. Kommunizieren Sie täglich mehrfach mit Ihrem Unterbewusstsein, um Unterstützung bei den einzeln formulierten Schritten zu erbitten. Bedanken Sie sich mehrmals täglich mit BSFF für die Hilfe bei jedem gelungenen Schritt

Besser lernen mit Meridianklopfen

Dafür müssen wir uns wieder vor Augen halten, dass Angst die allergrößte Lernblockade ist. Wird sie aus dem Lernprozess genommen, verschwinden Lern- und Leistungseinbrüche genauso, wie die Panik vor Prüfungen. Es lohnt sich hier therapeutisch vorzugehen. Aber auch in Selbsthilfe können mit Meridianklopfen überraschend gute Ergebnisse erzielt werden. Eltern können Kinder damit wunderbar unterstützen. Ermitteln sie mit Ihren Kindern gemeinsam, welche Probleme und Blockaden möglicherweise vorliegen.

Dafür empfehle ich insbesondere das Thymusklopfen, was Kinder selbst ausführen können. Dafür eignen sich Affirmationen, die alles formulieren, was die positive Denkrichtung unterstützt. ***Beispiele für die tägliche Anwendung:***

- *Es fällt mir leicht zu lernen*
- *Ich behalte den Lehrstoff und kann ihn zu jeder Zeit abrufen*
- *Ich respektiere meine Lehrer und erwarte auch von ihnen respektiert zu werden*
- *Ich gehe gerne zur Schule und interessiere mich für alle Fächer*
- *Ich freue mich auf jeden Schultag*
- *Mit meinen Schulkameraden verstehe ich mich gut und verhalte mich kameradschaftlich*
- *Ich bin selbstbewusst und stolz auf meine Leistungen*

Meridianklopfen als „Erste Hilfe" bei Verbrennen mit heißem Öl

Bei einem kleinen Soja-Kochkurs in meinem ehemaligen Seminarhaus Hoher Vogelsberg während eines Ernährungsseminars, verbrannte sich eine Teilnehmerin bei einer Kochaktion heftig an der Hand.

Sie wurde von der Leiterin des Kurses sogleich gegen den ***Schmerz***, die ***Verbrennung***, die ***Angst vor Narben***, die ***Angst vor weiteren Schmerzen***, beklopft.

Daneben strömte sich die Betroffene auf Anweisung die beiden ***Energiepunkte 8 und 8a*** gegen Verbrennungen und Verbrühungen.

Zur Überraschung aller Anwesenden ließen bei der Verletzten die Schmerzen nach wenigen Minuten nach und traten während des gesamten Kurses nicht mehr auf. Erst sah es so aus, als wollte sich eine Blase bilden, diese war jedoch bis zum Abend kaum noch zu sehen. An die Verbrennung erinnerte nur noch eine große, dunkelrote, leicht schrumpelige Stelle. Das ist nur e i n Beweis dafür wie der INNERE HEILER auf Botschaften reagiert.

An dieser Stelle sei noch einmal betont, dass die Meridian-Energie-Therapien nicht das Konsultieren eines Arztes oder Heilpraktikers ersetzen.

Die Merdiantechniken eignen sich zur ERSTEN HILFE, bis ein Arzt oder Heilpraktiker eintrifft, sowie dafür, Heilung zu unterstützen und zu beschleunigen.

Bereinigen/Aufräumen des eigenen Schicksalsweges

Hier wartet die wohl schönste, die lohnendste Aufgabe, die mit Hilfe des Meridianklopfens zu lösen ist. <u>Beginnen Sie Ihr wichtigstes Projekt:</u> Frieden zu schaffen im eigenen Gemüt!

Um Bereinigen geht es immer. Dieses schlichte Wort ist der Schlüssel dafür um die Vergangenheit und frühere Erlebnisse, nicht als Belastung zu empfinden, die in unserer *Amygdala*, der Gehirnregion, die zuständig ist für die Verarbeitung von Sinneseindrücken und schmerzliche Spuren hinterlassen hat.
Wir alle tragen ein Bündel von negativen Empfindungen mit uns, die aus Erlebnissen auf dem Schicksalsweg..
Dazu gehören auch Schuldgefühle, Gewalterfahrungen, Enttäuschungen, unverarbeitete Trauer, das Gefühl, Opfer von anderen Menschen oder Umständen gewesen zu sein, oder traumatische Geschehnisse.

Es lohnt sich, nachzuschauen, wo innere Wunden nicht verheilen konnten, wo auf der Seele noch Lasten liegen, die schwer wiegen.
Belastend wirkt auch, wenn wir selbst uns schuldig gemacht haben, wo wir Reue empfinden, wo kein Frieden hergestellt werden konnte zu Angehörigen oder zu Menschen, denen wir vielleicht Unrecht getan haben oder uns nicht gekümmert, wo dies nötig gewesen wäre.

Dabei kann es mühelos gelingen, Wogen im eigenen Leben, in der eigenen Erinnerung zu glätten. Dafür ist ehrliches und objektives Hinsehen nötig, ohne jede Beschönigung.

Um dafür eine Herangehensweise wählen zu können, die greift, ist es wichtig, da anzusetzen, wo Informationsverarbeitung stattfindet, in der zuständigen Gehirnregion.
Man kann sich unser Gehirn wie ein gut organisiertes Büro vorstellen. Mit seinen unterschiedlichen Regionen ist es in der Lage, die unfassbare Fülle von Eindrücken und Informationen zu bearbeiten, die ihm den Tag über zugemutet werden. Alle diese Eindrücke werden ja registriert und zum Teil sofort bearbeitet, Die meisten von ihnen

werden als unwichtig bewertet werden, kommen in die „Ablage" und nach einer gewissen Zeit in den „Keller". Erstaunlich ist, dass auch Belangloses unter Umständen bei Bedarf wieder herausgekramt werden kann.

Wichtigere Ereignisse des Tages aber werden sorgsam bearbeitet, besonders auch während des Schlafes (REM-Phase zur Informations- und Stressverarbeitung).

Wir können uns vorstellen, dass kleine oder größere Ereignisse, die wichtig sind für unsere Lebensführung sind, in „virtuelle Ordner" geheftet werden, sodass wir sie bei Bedarf abrufen können. Anders ist es bei den Geschehnissen und Eindrücken, die das Gehirn auf einer „Wiedervorlagemappe" mit dem Stempel versehen hat „ANGST-besetzt". Da bei geht es immer um unverarbeitete Dinge in unserem Leben, die wir als seelische Wunden mit uns herumschleppen, bis sie „erledigt" werden. Und damit ist gemeint, dass sie angeschaut, bewertet, analysiert und verarbeitet werden müssen.

Diese Wiedervorlagemappe der emotional beladenen Erlebnisse, der Erinnerungen, stapelt sich in der *Amygdala*. Hier gilt es anzusetzen. Hier sind die Probleme gespeichert, die nach Aufarbeit lechzen, die uns, werden sie verdrängt, ein ganzes Leben vermiesen können.

Die Amygdala

Wegen ihrer Form auch Mandelkern genannt, ist ein Kerngebiet des Gehirns, dass sich unmittelbar vor dem Hippocampus (Gedächtnisbildung) befindet. Ein Teil dieser Amygdala erhält Informationen aus allen Sinnesorganen. Über die Mandelkernstrahlung kann das vegetative Nervensystem beeinflusst werden. Auch die Freisetzung von Stresshormonen wird hier initiiert. Die Amygdala wird als Zentralstelle für die Verarbeitung von Gefühlen betrachtet und entscheidet über die emotionale Einfärbung von externen Informationen. Fällt die „Beurteilung eines Geschehnisses" problematisch aus, wird es mit Gefühlen wie Angst, Aggression, Trauer, Wut, verknüpft und gespeichert.

Die meisten dieser Lebensblockaden können tatsächlich in Selbsthilfe ihre Erledigung finden. Damit meine ich die Themen, die mit den eigenen Empfinden, mit der Seelenhaltung zu tun haben. Auch wenn es sich dabei um Alltagsprobleme handelt, ist es wichtig, sie anzuschauen und ggf. zu relativieren oder neu zu bewerten. Geht es allerdings um traumatische Erlebnisse, wie Kriegsgeschehen, erlebter Missbrauch, krankhafte Angstzustände, Gewalterleben, ist i m m e r die Hilfe von erfahrenen Therapeuten nötig.

Ich habe Ihnen einmal Beispiele aufgelistet, wie sie für die eignen Belange, für den Großputz im eigenen Gemüt verwendet werden können. Solche BEREINIGUNG kann immer mal wieder stattfinden, denn es sammelt sich ja, wie in einem Haushalt auch von Zeit zu Zeit Gerümpel an, das entsorgt werden muss.

Machen Sie Frieden mit sich selbst, räumen Sie auf in Ihrem Gemüt!

Beispiele für den eigenen Friedensprozess

*Obwohl ich mich **schuldig fühle**, weil ich meine Großmutter in ihren letzten Jahren nicht so sorgsame Aufmerksamkeit gewidmet habe, wie sie das verdient hatte*

*Obwohl ich mich **schuldig fühle**, weil ich jedem meiner Kinder nicht die Förderung habe angedeihen lassen, wie das nötig gewesen wäre*

*Obwohl ich **es bereue**, dass ich in meinem Leben oft so rastlos war*

*Obwohl ich **es bedaure**, dass ich so wenig Zeit investiert habe, um Freundschaften zu pflegen*

*Obwohl ich **es bedaure**, mich als Geschäftsfrau oft so ungeduldig gezeigt zu haben*

*Obwohl es **mir Leid tut**, dass ich mit meinen Kindern so wenig Zeit verbracht habe*

*Obwohl ich **es bedaure**, dass ich so spät erst begriffen habe, wie segensreich es ist, lernen zu dürfen*

*Obwohl ich **es bedauerlich finde**, dass es mir nicht gelungen ist, harmonische Partnerschaften zu führen*

*Obwohl ich **davon enttäuscht bin**, dass meine Mutter meine Fragen nach Familie und Familienzugehörigkeit nicht beantwortet hat*

*Obwohl ich **traurig darüber bin**, dass ich in meiner Kindheit keine Förderung erfahren habe*

Ich habe hier bewusst nur Beispiel-Formulierungen aufgelistet, die allgemein gehalten sind und nur ein winziger Ausschnitt aus einer Fülle der unterschiedlichsten Anliegen sein können. Ich empfehle, jeden einzelnen Punkt, der zu Ihrem Leben gehört, genau anzuschauen und im Laufe der Zeit, alle damit verbundenen Aspekte zu bearbeiten.

Dazu gehört auch, dass Beziehungen zu den Menschen, die damit in Zusammenhang stehen, einzeln analysiert und jede für sich, beklopft werden, ***ggf. mit Surrogatklopfen.***

Meridian-Energie-Therapie – die eigene Praxis

Ich gratuliere zu einer solchen Absicht. Es ist nicht schwer, das Rüstzeug für die therapeutischen Anwendungen der Meridian-Energie-Techniken zu erwerben. Und es ist beglückend, immer wieder zu erleben, wieviel man bewirken kann, wenn die Meridian-Energie-Techniken mitfühlende Anwendung finden.

Es tut mir in der Seele weh, dass ich selbst solche Ausbildungen nicht mehr bieten kann, denn ich selbst bin in der Seminarführung gar nicht mehr tätig und inzwischen aus persönlichen Gründen nach Berlin umgezogen. Dennoch will ich gerne Hilfestellung leisten und Wege aufzeigen, wie Sie sich Ihren Berufswunsch, therapeutisch tätig zu werden, erfüllen können. Ich erhalte sehr viele Anfragen in Bezug auf eine Ausbildung zur Meridian-Energie-Therapeutin, zum Therapeuten. Das hat mich dazu bewogen, den Zugang zu dem erforderlichen Wissen, als eine Art von Fernstudium anzubieten.

30 Jahre lang, habe ich in Hessen im Naturpark Hoher Vogelsberg ein wunderschönes Seminarhaus besessen und selbst geführt. Mit Hilfe hervorragender und erfahrener Dozenten wurde dort von mir eine Heilpraktikerschule geleitet, wurden angehende Heilpraktiker für Psychotherapie unterrichtet, wie auch künftige Meridian-Energie-Therapeuten und Ernährungsberater für Trennkost. Weiterhin waren laufend verschiedene Workshops angeboten worden, um als Seminarleiter zu fungieren, oder auch, um in eigener Praxis oder anderen geschäftlichen Bereichen erfolgreich tätig sein zu können.

Jetzt aber will ich Sie *eher indirekt* unterstützen und Sie selbst sind gefordert, sich das nötige Wissen autodidaktisch anzueignen, sowie auch ich das dereinst (und das sehr erfolgreich) praktizierte. Dazu kommen auch praktische Erfahrungen, die Sie in Ihrem eigenen Umfeld machen können und für die ich Sie anleiten werde. Meine Erfahrungen stelle ich Ihnen dafür zur Verfügung.

Das Grundwissen über die Meridian-Techniken finden Sie in meinen Büchern:
Japanisches Heilströmen PRAXISBUCH, und **MERIDIANKLOPFEN**, Beide Bücher schildern einfach und leicht nachvollziehbar die Methoden und eignen sich gut für ein Selbststudium. Um jedoch letzte Unklarheiten zu beseitigen, werden beide Methoden auch noch in Videos bei YouTube dargestellt und sind ab Herbst 2016 auch als Webinare mit

Videosegmenten (über meine Websites erhältlich). ***VIDEO Japanisches Heilströmen*** – hier wird jeder einzelne Organstrom anhand eines Kurzvideos erläutern. ***VIDEO Meridianklopfen*** – Darin wird die Handhabung des Therapeutischen Klopfens, der Kurzform und des zu beklopfenden Mittelstroms gezeigt. Beide Techniken gibt es zusammengefasst dann auch als **DVD** mitsamt jeweils einem Erläuterungsheftchen mit großem farbigen Faltblatt, damit die DVD´s auch separat, also auch ohne große Vorkenntnisse, sofort und auf der Stelle nutzbar sind.

Umfangreiches Therapeuten-Manual –ist unentbehrlich für zukünftige Therapeuten. In einem gut strukturierten Manuskript wird ausführlich geschildert, wie Patientengespräche- und Beratungen sich darstellen und wie eine Herangehensweise an die Probleme der Patienten empfohlen wird. Aber auch die rechtliche Seite einer Praxisgründung und Möglichkeiten für eine effiziente Werbung für die eigene Praxis und erfolgreiche Patientenfindung, werden erläutert. Wichtig für die moderne Präsentation einer Praxis, sind auch Öffentlichkeitsarbeit und die Fähigkeit, interessante und spannende Seminare führen zu können. Dazu gehört rhetorische Sicherheit, die sich ebenfalls erlernen lässt. Hierzu gibt es leicht nachvollziehbare Beispiele und logische Strukturvorgaben, die ich in einerm ***Therapeuten-Buch*** zusammengetragen habe.

Eine grundsächlich gesunde Ernährung spielt ebenfalls immer eine wichtige Rolle für eine nachhaltig erfolgreiche Behandlung. Auch hierfür gibt es ganz klares Basiswissen, das leicht an Patienten vermittelt werden kann: Buch in Arbeit: **TRENNKOST – der Geheimcode der Prominenz.**

Die ideale berufliche Voraussetzung für die Ausübung des Berufes ***Meridian-Energie-Therapeut*** sind: Wenn Sie Psychologe, Arzt oder Heilpraktiker oder auch Heilpraktiker für Psychotherapie sind. Das Wissen für die Amtsärztliche Überprüfung beim Gesundheitsamt ist innerhalb von wenigen Monaten in Heilpraktikerschulen zu erwerben. Allerdings kenne ich auch ganz wunderbare Therapeuten, die nicht über einen medizinischen Hintergrund verfügen und dennoch sehr erfolgreich mit energetischen Techniken behandeln.

Ich bin dabei, für Sie ein Päckchen zu schnüren, in dem sich das Wissen befindet, das Sie brauchen, um erfolgreich therapeutisch tätig sein zu können, wenn, ja wenn Sie sich für diesen wunderbaren Beruf b e r u f e n fühlen!